事務事業の効率性に関する分析／給付事業の効率性に関する分析／社会保障給付の公平性に関する分析

保健・医療・介護における財源と給付の経済学

足立 泰美 著

大阪大学出版会 Osaka University Press

目　次

第Ⅰ部　事務事業の効率性に関する分析

第Ⅱ部　給付事業の効率性に関する分析

第Ⅲ部　社会保障給付の公平性に関する分析

はじめに

国民の関心ごとであり、将来の展望を描くには難しい問題、それが社会保障の先行きである。社会保障は、国民の生活に広く浸透し、なかでも、医療と介護は日常の生活に深くかかわっており、十分に給付が受けられないときには、生命にかかわる危険を孕んでいる。

社会保障の歴史は、日本社会の歴史と背中合わせである。過去を遡れば、戦後の貧窮した生活が社会保障の基盤を創り出した起点といわれている。政府はそのときどきの国民のニーズに応えるべく、国民皆保険、老人福祉、高額療養等とさまざまな制度を実現させ、社会保障の充実化を図ってきた。その内容は胎児から高齢者に至るまで、国民の生涯にわたって、多様な社会保障給付を受けられる形にまで、整えられてきた。

だが、先進国のなかでも深刻な財政状況の下にある日本社会では、社会保障を取り巻く現状はきわめて厳しい。現行の社会保障制度は、これまで通りには続かないという予感を、誰しもが感じている。少子高齢化や核家族化による世代構成の移り変わりと家計の変容も重なり、今あるサービスを引き続き受けるには、抜本的な制度の変革が求められており、先送りは許されないところまできている。

なぜ我々の生活に社会保障が必要なのだろうか。その財源はどこからくるのだろうか。我々は社会保障の制度の根本に立ち戻る必要があるのではないだろうか。今の制度を前提にして、給付を受けて続けていくことを望むのならば、我々が知るべきこと、考えるべきことは多い。

社会保障の制度の持続といえば、マクロの視点で論じられがちである。経済学の枠組みで社会保障制度を検めるのなら、財政再建を行い、既存の施策を実行するだけでなく、効果的な戦略を行うことが望まれるだろう。つまり、歳入の確保に加え、財源の見直しや給付の縮小といった効果的な歳出抑制を進めていくことが、制度の持続をはかるうえで好ましい改革である。

効率性を重視する経済学の考えは、価値ある有効な指標を示している。だが、社会保障を語るには、それだけでは割り切れないものがある。社会保障の持続性を論じるのならば、財源を負担する家計との関係についても、検討していく必要があるのではないだろうか。

本書では、基本的には社会保障制度について効率性からの検証を進めつつも、経済学の体系では割り切れない部分にも焦点をあてていく。それは、効率性では断じることができない公平性の部分にも視点をあてる。

新たな政策が行われることで、利用者はどのような施設を選ぶようになるのだろうか、またどのような給付を選択するのだろうか。給付の提供体制が変わることで、家計の貯蓄や他の消費に変化をもたらしたのだろうか。社会保障の持続可能性を問うのに、たとえ経済的に効率的な政策であったとしても、国民の生活を妨げるものであれば成功したとはいい難い。そこで社会保障の提供体制への評価に加え、それを受ける国民の生活にも分析を進めていく。本書の構成は以下の図の通りである。

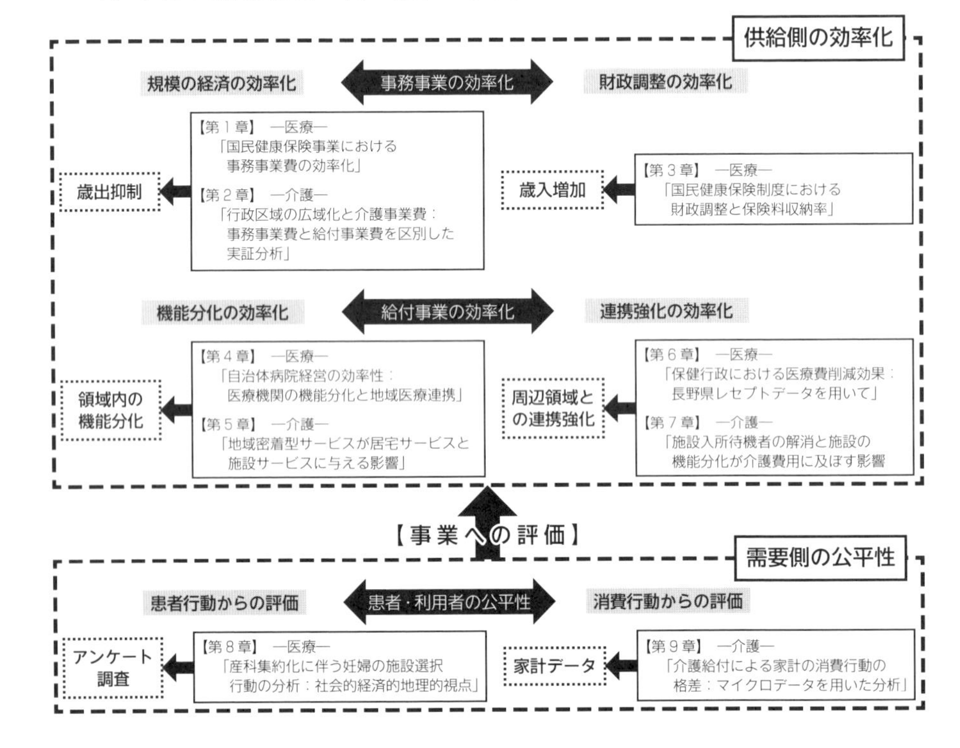

第Ⅰ部では事務事業の効率性に関する分析をテーマに、財政の効率性について事務事業費に注目し、事業の行政区域と財政調整の有効性について論じる。第Ⅱ部では、給付事業の効率性に関する分析として、事業費のなかでも給付事業を取り上げ、給付の提供体制について、施設機能分化や連携強化などの視点から検証する。最後に第Ⅲ部で、医療保険制度や介護保険制度などの政策変更が与える影響について需要側の行動に与える影響を、公平性の視点から分析を行った。

第Ⅰ部では、事務事業費の効率性の分析として、財政の効率性について事業の行政区域と財政調整に分けて評価を行う。

第1章では医療保険、なかでも国民健康保険を取り上げ、行政区域の広域化の効果を明らかにする。市町村を主な保険者とする国民健康保険制度は、厳しい財政運営を強いられている。近年ではいくつかの県において、国民健康保険の事業運営に都道府県単位化が検討されており、国民健康保険事業費の抑制が重要な論点となっている。

事業運営には、保険者事務、医療費適正化策、収納対策及び保健事業がある。保険者事務には被保険者証の交付事務や高額療養費等の算定事務があり、医療費適正化策にはレセプト点検と医療費通知に加え、重複受診やコンビニ受診などの防止キャンペーンなども含まれる。また、収納率向上や滞納整理などの事務を行う収納対策業務や特定健診と特定保健指導などを行う保健業務がある。市町村単位から都道府県単位への広域化によって、以上の事務業務の効率化が図られる可能性が高い。そこで、国民健康保険事業の被保険者数に関する規模の経済性について、一般会計の繰入金をコントロールしたうえで、事務事業の業務内容を考慮し実証分析を用いて評価する。

第2章では、介護保険財政の広域化を検討する。地方自治体の行財政運営にあたって、市町村合併や広域化など、規模や範囲の経済性の発揮を目指し、行政区域や事務配分の再編が行われてきている。一部事務組合や広域連合の形成は、設立当初から財政が逼迫している介護保険制度においても積極的に推奨されてきた。介護保険財政は、2000年度の制度の創設当初には3.6

兆円であった介護総費用は2010年には施行時の2倍以上にまで上昇している。この介護総費用は、介護給付事業費と介護事務事業費で構成され、その9割以上を介護給付事業費が占めている。このようなことから介護事務事業費に加えてシェアの大きな介護給付事業費にも注目し、要介護のレベルを考慮したうえで、サービス別に広域化が介護総費用の抑制に与える影響を検討する。

第3章では、国民健康保険の財政調整について、主に保険料の収納率の視点から考察し、その効果を浮き彫りにする。国民健康保険財政は深刻化し、その要因の一つに収入減少があげられる。国民健康保険財政の保険料（税）収入は低下し続けており、2010年度の国民健康保険料（税）収入は対前年度比で2.1%に減少し、財源不足の保険者は市町村の一般会計からの法定外繰入や前年度繰上充用金を用いる保険者もある。

この減少には、収納率の低迷が大きく関係している。2010年の現年分収納率は平均で88.01%であり恒常的に9割を切るなか、保険者によって収納率は異なる。各保険者は、国民健康保険料（税）の収納対策費を投入し、また、国、都道府県、市町村のレベルでは、国庫支出金の普通調整交付金、都道府県支出金の都道府県調整交付金そして市町村の一般会計から保険基盤安定（保険税軽減分）の繰入金などの財政調整を図ることで、保険料（税）収納を効果的に促す試みも実施されている。これらの財政調整制度が収納率に与える影響を保険者データによって検証する。

第Ⅱ部では、給付事業の効率性の分析として、事業費のなかでも給付の提供体制に着目し、医療や介護の給付の在り方について検証する。

第4章では、地域に根差した自治体病院を対象として取り上げる。行政は地域医療再生の視点から医療の提供体制の見直しを繰り返し実施してきた。厚生労働省は、従来の大規模病院を軸とした階層的な量的確保から、2006年の第5次医療法改正において効率的な医療提供体制の構築を目指し、限られた医療資源に対し、機能の分化と連携推進を実施した。一方で、地域医療の中核を担う自治体病院の経営悪化が社会問題となっている。総務省は、自治体病院に医療機関の経営立て直しに加え、周辺医療機関とのネットワーク化を盛り込んだ「公立病院改革プラン」の作成を義務付けさせたり、都道府県ごとの医師確保を目指し「地域医療再生基金」を設置したりして、地域の医療再編を推進してきた。とくに国民の生活の身近な医療機関である自治体病院に着目し、医療の提供体制を見直すうえで自治体病院の経営の改善も併せて考慮し、病院内の機能分化や周辺地域の医療機関との連携が与える効果を検証する。

第5章では介護保険の給付体制を取り上げる。設立当初の介護保険制度では、居宅サービスと施設サービスの2つの介護サービスが提供されていたが、2006年度には地域密着型サービスがスタートし、現在は3つの介護サービスが利用できるようになった。サービス別に介護費用をみると、居宅サービスと施設サービスはともに増加しているなかで、地域密着型サービスが新設されると、その前後で一時的に居宅サービス費用と施設サービス費用が減少している。

この介護総費用は、介護サービスごとの受給者数と1人あたり費用に分解できる。サービス別介護費用では、居宅サービス費用は施設サービス費用を若干上回っており、その内訳をみると居宅サービスは受給者が多いが1人あたり費用は低く、施設サービスについては1人あたり費用が高い。このことから、受給者数の1人の増加は施設サービスの方が介護総費用に強い影響を与えることがわかる。さらに、要介護度別に費用内訳をみると、居宅サービスでは軽度が若干高い。しかし施設サービスについては軽度よりも重度が圧倒的に大きく、同じく重度の居宅サービスや地域密着型サービスに比べても大きい。すなわち、重度の施設サービスが、膨張する介護財政の再建にとって重要なカギとなる認識のもとで、本章では、居宅サービス、地域密着型サービスそして施設サービスの各サービス間の関係に着目し、地域密着型サービスの受給率が居宅サービス受給率と施設サービス受給率に影響を与え、1人あたり施設費用を介して介護総費用を抑制しているかどうかを分析する。

第6章では保健と医療、第7章では医療と介護の分野をまたがる形で有効なサービス提供の体制を考察する。第6章については、保健行政が行う予防活動が医療費の削減に与える影響について明らかにしている。予防には、リスク因子をもつ特定の対象者に注目したハイリスク・アプローチと、全国民を対象としたポピュレーション・アプローチの2つの視点から、発症予防と重症化予防がある。保健行政は、予防を通して医療費の抑制を図ろうとしている。

2006年度の「医療制度改革（第5次医療法改正）」では、生活習慣病に特化した適正化対策を掲げ、予防政策の徹底を図ることで、生活習慣病医療費を2015年には1.6兆円にまで抑えると試算している。とくに糖尿病に着目し、2015年度までに糖尿病有病者と予備軍の25.0%減少を目標に挙げている。第6章では、急増する社会保障給付費の要因として医療費、なかでも糖尿病医療費に着目し、保健行政が行う発症予防の早期発見と重篤症状の早期治療などの予防活動が医療費抑制に影響を与えるかを検証する。

第7章では、介護と医療との領域から給付体制の分析を行う。介護保険サービスのなかでも施設サービスの1つである特別養護老人ホームに着目し、施設待機者の問題を介護サービス間の機能分化に加え、医療と介護の機能分化の二つの視点から医療と介護費用の抑制が実現するかどうかを示す。介護保険制度は発足以来、財政悪化に陥っており、要介護者の重度化・長期化に介護者の高齢化や家族機能の低下や厳しい居宅での介護負担の問題によって、施設サービスの必要性が一層高まり、介護保険財政は一層深刻化することが予想されている。

この章では、まず、先行研究にくらべ、より詳細なサービス別要介護度別データから推計することで、本書の目的に沿った形での介護費用推計モデルを構築した。つぎに、このモデルを用いて、急増する介護費用に対し、高齢化とともにニーズが高まる施設サービス、特に特別養護老人ホームに着目し、施設待機者の需要をいくつかのパターンで推計し、介護費用の抑制方法について検討を行う。つまり、入所待機者の需要をすべて満たした場合や一定の者に限定した場合などを想定し、介護総費用を推計する。さらに、医療施設から介護施設への異動に伴う医療費用の軽減や施設入所による介護者の経済的な機会費用についても推計し、介護総費用の抑制方法を検討する。

第Ⅲ部では、社会保障給付の公平性を中心に、医療保険制度や介護保険制度が与える影響について分析を行った。

第8章では、新たな医療提供体制が実施されるなかで、それを利用する患者の行動に与える影響について検証した。近年、医療機関における医師不足は深刻な問題に直面している。救急、小児科そして産科などの不採算部門を抱える医療機関は、診療科もしくは病院自体の存続も難しくなっている。その要因として、医師の絶対的減少や地域・診療科偏在といった医師不足問題に加え、施設数の減少による一人あたり医師にかかる負担が重くなっている。

このようななか、医療資源を一点に集める集約化により、医師確保による安全な医療提供と機能分化による医療施設の専門化から、効率的な提供体制の構築が検討されている。しかし、集約化は診療科閉鎖を伴うため、医療アクセスの低下を招き、利用者の需要行動を妨げる危険性が高い。そこで、利用者の需要行動に注目し、集約化による医療アクセスの低下が利用者である患者の医療機関選択に影響を与えるかどうかを検証する。

第9章では、介護給付が与える影響を、家族構成別また所得階層別に、家計の消費と貯蓄から多面的に考察している。高齢者のいる世帯は、他の世帯とは異なる消費行動をとる可能性がある。特に介護の必要は、家計の消費行動を変えるだろう。本来ならば、介護の必要があっても、家計の状態に大きな影響を与えないことが介護サービスに求められる。本書では家計のマイクロデータを用い、世帯属性をコントロールしたうえで、可処分所得と純貯蓄残高が家計の消費にもたらす影響を検討する。つぎに、世帯内の高齢者の有無による家計の消費行動の格差を検討したうえで、介護の有無が家計の消費行動の格差に及ぼす効果を実証的に分析する。

第Ⅰ部　事務事業の効率性に関する分析

序　章

社会保障制度とは、国民の生活に最低のレベルを保障する制度である。その名のもとで、これまで聖域とされていた社会保障分野では、国民の生活を保障するべく最後の砦として、民間の活用はほとんど論じられず、多額の財源の投入をゆるしてきた。だが、費用を賄うには財源の確保が必須である。社会保障給付費の主たる財源は、社会保険料であるが、2000 年以降、社会保険料の収入は 60 兆円弱で低迷しており、すべての社会保障給付費額を賄いきることができない。

この不足を埋めたのが公費である。医療保険や介護保険では、国民一人ひとりが社会保障の給付を受けるときに支払う自己負担額があるが、それを含めたとしても、財源の大半は国税や地方税などの公費に依存している。図で示しているように、年々社会保障に投入される公費の額は増え続けている。所得水準に関係なく、充実した社会保障給付の提供を可能とした社会保障制度は、国民の生活に大きな役割を果たしつつも、その巨額な費用が国や地方の財政を直撃している。

国家の財政状況が逼迫しているなかで、今後も確実に高齢化が進み、社会保障への需要はまだまだ伸び続けていくであろう。これ以上の税による資金

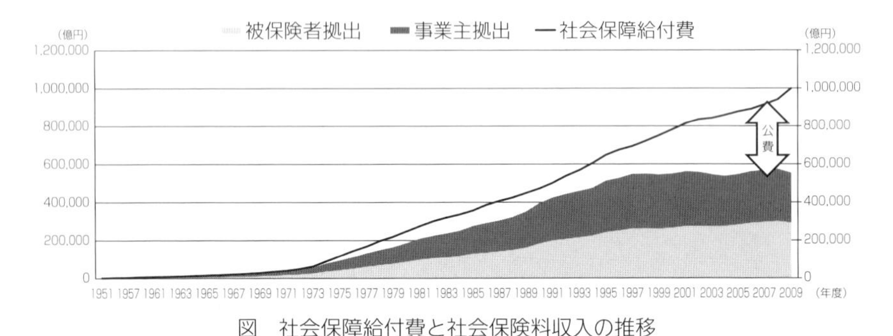

図　社会保障給付費と社会保険料収入の推移

備考）国立社会保障・人口問題研究所「社会保障費用統計」より作成

の拡充は、国と地方に新たな負担を課すこととなる。また社会保険料による負担は、国民の賛同を得るのが難しいであろう。とはいえ、社会保障制度は国民が日常のリスクを避けるために欠かせない制度である。社会保障給付費の歳出に注目しつつも、むやみに歳出を抑えるのではなく、社会保障の運営の面から事業の効率化と確実な財源の確保が図れないかを検討することが、急務の課題である。

事業の効率化については、吉村（1999）、林（2002）、上村・鷲見（2003）、宮崎（2006a）は、事務事業の運営における規模の経済性の効果を分析しており、なかでも岸田（2002）、泉田（2003）そして湯田（2010）は国民健康保険事業報告を用いて、規模の経済性の効果を検証している。また西川（2002）、宮崎（2006b）、広田（2007）、宮崎（2010）、山下（2011）は、広域化へのインセンティブを論じており、山内（2008）と Hirota and Yunoue（2008）は、介護保険事業報告を用いて広域化の効果を分析している。

規模の経済また広域化については、事業の広域化によってスケールメリットを生かすことで、保険料の平準化及び財政の安定化を図るとともに、事業運営の効率化が可能となる。たとえば、高齢化の著しい市町村ではサービスの提供に当たって、類似の施設の乱立を避け、一定の費用で施設を整備するとともに、共通の業務やサービスの提供を行うことが実現できる。本書でもそれら既存の論文に則って、医療と介護のそれぞれの事業報告データを用いて実証分析を行っている。

一方で、確実に財源を確保することも重要である。国民健康保険や国民年金保険などの社会保険料については、納付率の低迷によって、十分社会保険料が徴収できていないという問題がある。保険料の納付率は、最低の水準を推移しており、時効となって滞納保険料を徴収できていないケースがあとを絶たない。厚生労働省は、社会保険の信頼回復のためにも、強制徴収の対象基準を明確にし、資産の差し押さえをはかり、納付率向上に向けて取り組んでいる。

社会保険料を納付する家計の行動に着目した研究として、鈴木・周（2001）は郵政研究所「家計における金融資産選択に関する調査」データで未加入者の要因分析を行っており、阿部（2001）は厚生労働省「平成8年　所得再分配調査　個人票」データで、未加入者と未納者の行動が構造的に異なることを示している。また個票データを用いるアプローチとは別に、地方自治体に着目した研究として、小椋・千葉（1991）が全国レベルの集計データを、駒村（2001）が都道府県別の集計データ、丸山・駒村（2005）が市町村別の集計データを用いて分析している。

行税の財源確保に注目している本書では、後者の地方自治体を取り上げた既存の研究にしたがって、国民健康保険事業報告のパネルデータを用いて、地方自治体の規模別に実証分析を行った。

以上をふまえ、行政の行っている事業運営を取り上げ、第Ⅰ部では、医療保険や介護保険について歳出、歳入について、とくに国や地方の財政の視点から事業運営について考えてゆきたい。第1章と第2章では、効率的な事業運営を行政区域から眺めてみる。第3章では、国、都道府県、市町村のそれぞれの財政調整を比べ、その有効性を検証する。

第1章
国民健康保険事務事業の広域化と効率性

1. 国民健康保険事業における広域化政策の変遷

医療保険制度のなかでも、とくに「国民健康保険制度の財政をどう立て直すか」、この問題は市町村財政のなかで「積年の課題」として位置付けられている。国民健康保険制度は、長年市町村が運営してきたが、近年社会保障制度改革国民会議では、5年以内に都道府県に移すよう要求している。これは、全国170ほどの市町村では、国民健康保険の分野で、毎年3,000億円強の赤字を出しており、市町村財政で会計上の穴埋めをやってきた。都道府県への移管は「財布が大きくなれば財政が安定する」との発想に基づいている。

主に市町村を保険者とする国民健康保険制度は、1961年の創設以降、高齢化、生活習慣病の増加、そして医療技術の進歩とともに、保険給付費が急速に伸びているにもかかわらず、保険料（税）収入は低迷しており、深刻な財政問題に直面している。

厚生労働省「国民健康保険事業状況報告書（事業年報）」によると、2010年度の国民健康保険財政における保険料（税）収入は対前年度比で2.1%の減少（過去3年平均で0.6%減少）で、保険給付費は対前年度比で3.2%の増加（過去3年平均で0.8%増加）である[1)]。

国民健康保険財政の厳しさは、市町村の一般会計からの法定外繰入金の大きさにも現れている。本来、国民健康保険の特別会計が健全ならば、一般会計からの法定外繰入金は必要ない。しかしながら2010年度において、一般会計からの繰入金（法定分＋法定外）7,647億円のうち、法定外繰入金は3,979億円と過半を占める。法定外繰入金を受け入れている保険者の数は実に1,212であり、全体の70.26%にも上る。

国民健康保険財政の持続可能性の向上には、収入の増加か支出の抑制という2つの方法が求められる。収入の増加には、国民健康保険料（税）の引き上げもしくは保険料（税）収納率の向上が必要となる。ただし、国民健康保険料（税）の収納率は低下傾向にあり、これ以上の国民健康保険料（税）の引き上げも難しい状況にある[2)]。一方で、取り組まれるべき支出の抑制については、さまざまな視点から議論がなされている。その一つに事業の効率化がある。

2008年度から都道府県単位の後期高齢者医療制度が始まり、近年では国民健康保険制度にも都道府県単位の事業運営を適用する広域化が検討されている。具体的に広域化の対象となると考えられる国民健康保険の事業運営には、保険者事務、医療費適正化策、収納対策そして保健事業がある。

保険者事務には被保険者証の交付事務や高額療養費等の算定事務があり、医療費適正化策にはレセプト点検と医療費通知に加え、重複受診やコンビニ受診などの防止キャンペーンなども含まれる。また、収納率向上や滞納整理などの事務を行う収納対策や特定健診と特定保健指導などを行う保健業務がある。市町村単位から都道府県単位へのような広域化によって、以上の事務業務の効率化が図られる可能性が高い。現に、いくつかの県は国民健康保険制度の広域化支援方針を策定している[3)]。国民健康保険の広域化において、

1）厚生労働省「国民健康保険事業状況報告書（事業年報）」より、主に市町村が保険者となっているデータより計算している（広域連合や一部事務組合は含む）。なお、介護分と後期高齢者支度金分は削除している。以下の分析でも同様である。

2）国民健康保険料（税）の収納率（現年分）は、1991年度に94.16%、1996年度に93.00%、2001年度に90.87%、2006年度に90.39%、2007年度に90.49%、2008年度に88.35%、2009年度に88.10%、2010年度に88.60%のように年々低下している。ただし、2008年度以降の低下は、後期高齢者医療制度の導入にも影響を受けている。

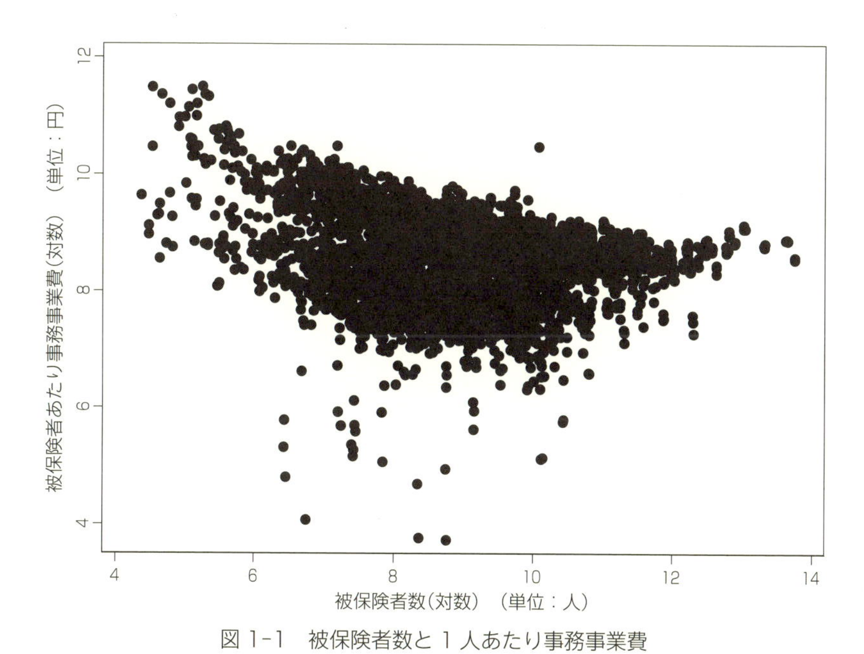

図 1-1　被保険者数と 1 人あたり事務事業費

出所）厚生労働省「国民健康保険事業状況報告書（事業年報）」より作成

国民健康保険事業費の効率化も重要な論点として掲げられている。

たとえば滋賀県（2010）によれば、事業運営の広域化の具体策として、保険者事務と医療費適正化、収納対策と保健事業の共同実施が検討されている。これらの財政運営の広域化を実施することで、国民健康保険制度の安定化を図ることが課題となる。

広域化によって国民健康事業費の効率化を図るのが目的だが、重要な視点は国民健康保険事業において規模の経済性が発揮できるかどうかである。図 1-1 には、2010 年度の保険者ごとの被保険者数と 1 人当たり事務事業費（いずれも対数）の関係が示されている。図 1-1 から読み取れるように、保険者が抱える被保険者数が増えるほど、1 人当たり事務事業費が低下する傾向

3）たとえば、複数の県では共同事業の対象医療費の拡大など、県単位での事業実施に向けた環境整備が議論されている。週刊社会保障編集局（2012a, b）を参照。

が見られそうである。

また、主に市町村の保険者が運営する国民健康保険事業だが、市町村であるがゆえに小規模保険者が多い。事務事業費に被保険者数の規模の経済性が存在するならば、保険者の規模の拡大によって、事業費の抑制を図ることができる。

そこで本章では、現在の国民健康保険事業費に、規模の経済性が存在するかどうかを検証し、被保険者数の規模の拡大が国民健康保険事業の効率化に有効であるかどうかを明らかにする。

本章の構成は以下の通りである。2節では既存研究を紹介し、本書の位置付けを示す。3節では分析に用いるデータの概要と変数、4節では推定モデル、そして推定結果を示す。最後の5節では、得られた結果をまとめ、政策的インプリケーションを示してむすびとする。

2. 国民健康保健事業を取り巻く諸問題

国民健康保険制度の事務事業費（総務費）に関しては、岸田（2002）が被保険者数に関して、泉田（2003）が世帯数に関して規模の経済性があることを明らかにしている[4)]。また、湯田（2010）は、総務費、審査支払手数料、共同事業拠出金、保健事業費、直診勘定拠出金の合計を国民健康保険事業の運営費としてとらえ、被保険者数に関する規模の経済性の存在を指摘している。

なお、岸田（2002）は近畿7府県（滋賀、三重、京都、奈良、兵庫、大阪、和歌山）の1996～1999年度の4年間のパネルデータ、泉田（2003）は1995～1998年度の全国市町村保険者の4年間のパネルデータ、湯田（2010）は全国市町村保険者の2000年度のクロスセクション・データを用いている。

4）規模の経済性に関するものではないが、国民健康保険財政における補助金の効果を分析した既存研究に鈴木（2001）がある。また、国民健康保険制度ではないが、公的介護保険制度の事務事業費（総務費）の規模の経済性を検証した既存研究に、山内（2006）やHirota and Yunoue（2009）がある。

これらの既存研究においては、国民健康保険の事務事業費には、何らかの規模の経済性が存在することが示されており、事業を広域化することで、事務事業費を抑制できると考えられる。

一口に国民健康保険事業といっても、保険証発行業務、レセプト審査、保険料収納業務などと多岐にわたる。これらの業務は保険者ごとに行われており、事務業務を一括して行うことによる費用抑制が考えられることから、広域化の有効性が議論されている。国民健康保険は特別会計で経理されているものの、事務事業の財源は一般会計の法定分繰入金からも支出されている。また、市町村を主な保険者とする国民健康保険事業は、大小さまざまな規模の保険者によって運営されており、規模の違いがあるかもしれない。

本章では、これらの業務内容とその対象、そして制度にもとづく財源、さらには規模の違いを考慮する分析を展開する。既存研究との違いをまとめれば、次の通りである。

第１に、既存研究と同じく事務事業費（および運営費）に着目するが、事務事業に関連する業務を抽出して、規模の経済性の存在を検証する。このとき、歳出だけでなく歳入項目にも注目する。事務事業費の財源は一般会計の繰入金が入っている。そこで、一般会計の繰入金をコントロールしたうえで、事務事業費の効率化を評価する。

第２に、既存研究の分析対象は、すべて 2007 年度以前である。2008 年度に後期高齢者医療制度が導入され、国民健康保険制度は大きく変貌した。その際、前期高齢者や後期高齢者、共同事業に関する新たな財政調整メカニズムも導入された。2007 年度以前と 2008 年度以後のデータには制度的な断絶があり、新しい制度のもとでは国民健康保険制度がもつ特性が変化していると考えられるため、2008 年度以降のデータを用いる。

第３に、規模の経済性の評価を厳密にするために、市町村合併についても考慮する。平成の大合併以来、市町村合併による広域化が行われている。本章が分析期間とする 2008 年度から 2010 年度においても、いくつかの市町村で合併が進んでいる。市町村合併を考慮したバランスド・パネルデータを作成し、合併による広域化の影響をコントロールしたうえで、国民健康保険における規模の経済性を評価する。

第4に、国民健康保険事業の規模の経済性は、保険者の規模によって異なる可能性があるため、被保険者数の規模別にデータを区分した分析を行う。特に小規模の保険者において規模の経済性が見られるならば、昨今、議論がなされているような、たとえば都道府県を単位とする広域化によって事務事業費の効率化が図られると考えられる。

以上の4点において、本書は既存研究とは異なる。次節では、分析方法について述べる。

3. 国民健康保険事業における広域化の効果の検証

3.1　データならびに変数の説明

実証分析では、厚生労働省「国民健康保険事業状況報告書（事業年報）」を主なデータとして用いる[5)]。この分析期間は2008年度から2010年度である[6)]ため、2008年度から2010年度の単年度ごとの推定に加えて、パネルデータの推定も実施する。

ただし、市町村合併の進展により、各年度の保険者の総数は異なる。そこで、分析期間の最終年度の2010年度の保険者の総数に合うように、現実の市町村合併を反映し、2008年度と2009年度の保険者数を調整し、3年間のバランスド・パネルデータを作成した[7)]。

以上のデータを用い、下記の変数を作成した。なお、「　」は「国民健康保険事業状況報告書（事業年報）」のデータ名、【　】は作成した変数を示し

5)「国民健康保険事業状況報告書（事業年報）」のうち、「表13　国民健康保険事業状況報告書（事業年報）A表」、「表14　国民健康保険事業状況報告書（事業年報）B表（1）」、「表14　国民健康保険事業状況報告書（事業年報）B表（2）」を用いる。

6) 2008年度からの後期高齢者医療制度により、75歳以上の後期高齢者と前期高齢者で障害をもつ高齢者は国民健康保険制度から脱退し、後期高齢医療制度に組み込まれた。したがって「国民健康保険事業状況報告書（事業年報）」データの対象者は2008年度前後で異なる。本章では後期高齢者医療制度を考慮して、2008年度以降のデータを用いる。

7) 2008年度は1,646、2009年度と2010年度は1,587であった。パネルデータの作成により、各年の保険者数を1,587に統一した。

ている。特に事務事業費と規模の経済性との関係を評価するため、被説明変数には【被保険者あたり事務事業費】を、規模要因の説明変数には【被保険者数】を使用する。

・被説明変数
【被保険者あたり事務事業費】＝「総務費」／「被保険者数」

・説明変数（規模要因）
【被保険者数】＝「被保険者数」

次に、国民健康保険の事務事業に関係する業務を業務要因として考慮する。先述のように国民健康保険事業には、事務処理、保険料収納業務、レセプト審査業務がある。そのため実際に事務処理を担当している職員の費用、収納業務の件数を反映する現年分保険料収納率と滞納繰越分保険料収納率、レセプト審査件数の指標となる入院受診率、そして外来受診率を説明変数に採用する。

・説明変数（業務要因）
【被保険者あたり職員費】＝「職員給与費等」／「被保険者数」
【現年分収納率】＝「現年分収納額」／（「現年分調定額」－「現年分居所不明者分調定額」）
【滞納繰越分収納率】＝「滞納繰越分収納額」／（「滞納繰越分調停額」－「滞納繰越分居所不明者分調定額」）
【入院受診率】＝「入院件数」／「被保険者数」
【外来受診率】＝「入院外件数」／「被保険者数」

また、国民健康保険事業の特別会計は、必ずしも独立しているわけではなく、事務事業費の職員費には市町村の一般会計から「繰入金」を受け入れている。そのため、財政要因として法定分の繰入金を考慮する。

・説明変数（財政要因）
【被保険者あたり一般会計繰入金（法定内分）】
＝（「繰入金」－「繰入金」のうち「その他」）／「被保険者数」

ここで、「繰入金（法定分）」のデータは、「(再掲）介護分」「(再掲）後期高齢者支援金等分」を控除している。なぜなら、これらは公的介護保険制度および後期高齢者医療制度の財政に支出される部分だからである。

以上から、業務要因と財政要因をコントロールしたうえで、事務事業費に関する規模の経済性の要因を分析する。

3.2　仮説ならびに推定モデルの説明

基本的な推定モデルは以下の対数線形の費用関数で決定されるものと仮定する[8]。ここでμは誤差項である。

$$\ln(y_{it}) = a_0 + a_1\ln(H_{it}) + a_2(\ln(H_{it}))^2 + a_3\ln(C_{it}) + a_4\ln(S_{it}) + a_5\ln(M_{it}) + a_6\ln(Z_{it}) + \mu_{it} \quad (1)$$

左辺の被説明変数y_{it}は【被保険者あたり事務事業費】である。一方、右辺の説明変数で、H_{it}は被保険者の規模を示しており、【被保険者数】とその二乗を用いる。C_{it}には、事務事業の費用となる【被保険者あたり職員費】を用いる。事務事業に関する業務要因として【現年分収納率】、【滞納繰越分収納率】などの保険料収納業務はS_{it}とし、【入院受診率】や【外来受診率】などのレセプト審査の件数に相当する業務はM_{it}とする。これら事務事業に要する歳入として【被保険者あたり一般会計繰入金（法定分）】があり、Z_{it}とする。また、添え字iは保険者で、tは各年度を示している。なお、変数の記述統計は表1-1で示す。

8）対数線形関数を採用したのは、推計で得られる係数を弾性値として解釈したいためである。泉田（2003）は費用関数として整理しており、係数は費用弾力性に相当する。

表 1-1　記述統計

	平均	標準偏差	最小値	最大値
被保険者あたり事務事業費（円／人）	7259.96	6152.53	174.06	98470.93
被保険者数（人）	22579.18	52317.38	92.00	933220.00
被保険者あたり職員費（円／人）	6117.91	5159.70	3.91	83138.27
被保険者あたり一般会計繰入金（円／人）（法定内分）	27367.89	13043.88	5868.16	300526.10
現年度収納率	0.91	0.04	0.75	1.00
滞納繰越分収納率	0.16	0.08	0.00	1.00
入院受診率	0.24	0.06	0.06	0.62
外来受診率	7.38	0.82	4.04	12.03

4. 国民健康保険事業における広域化の推定結果

表 1-2 には事務事業費を被説明変数とする単年度ごとの推定結果が示されている。

まず、Model 1 は 2008 年度、Model 2 は 2009 年度、Model 3 は 2010 年度の推定結果である。その結果、【被保険者あたり職員費】は正に有意に、【被保険者数】は一次項では負に、二次項は正に有意な結果となった。

規模の経済性においては、【被保険者数】の一次項が負に有意、二次項が正に有意であることが明らかとなった。したがって、【被保険者あたり事務事業費】には被保険者数に関する規模の経済性が働く。そのため、【被保険者あたり職員費】は事務事業費を増加させる要因となるものの、保険者単位の規模拡大で被保険者数を増やせば、事務事業費を抑制できる。

続いて、事務事業費の財源である【被保険者あたり一般会計繰入金（法定分)】は正に有意に働く結果となった。つまり一般会計からの繰入金は被保険者あたり事務事業費を増やす要因となっている。

さらに国民健康保険事業の業務内容ごとに検証する。その結果、保険料収納業務では、【現年分収納率】も【滞納繰越分収納率】もともに有意に働かない結果となった。レセプト審査業務については、【入院受診率】は正に有意に働くが、【外来受診率】は有意な結果が得られなかった。したがって、

表 1-2　事務事業費の推定結果

被保険者あたり事務事業費	MODEL 1		MODEL 2		MODEL 3	
	2008 年度		2009 年度		2010 年度	
	係数	t 値	係数	t 値	係数	t 値
被保険者あたり職員費	0.4480	39.56***	0.5169	45.48***	0.4329	41.03***
被保険者数	-0.3488	-4.69***	-0.3116	-4.29***	-0.5609	-8.75***
被保険者数^2	0.0141	3.51***	0.0129	3.29***	0.0250	7.17***
被保険者あたり一般会計繰入金（法定内分）	0.2642	8.22***	0.2033	6.79***	0.2315	8.10***
現年度収納率	-0.2483	-0.84	-0.3370	-1.18	0.1073	0.41
滞納繰越分収納率	0.0077	0.33	-0.0043	-0.18	0.0247	1.15
入院受診率	0.2704	5.60***	0.2612	5.41***	0.2601	5.85***
外来受診率	0.0392	0.40	0.0795	0.87	0.0814	0.94
定数項	4.5404	7.70***	4.1393	7.33***	5.9815	11.38***
修正 R^2 乗	0.6778		0.7102		0.7059	
F 検定	F(8,1468) = 389.670***		F(8,1495) = 461.510***		F(8,1511) = 456.780***	
観察数	1477		1504		1520	

備考 1）＊、＊＊、＊＊＊はそれぞれ有意水準 1 %、5 %、10% で帰無仮説を棄却し、統計的に有意であることを示す。
備考 2）パネル分析では、Hausman 検定を踏まえて固定効果モデルを採用している。

保険料収納業務には規模の経済の影響を認められないが、レセプト審査業務については【入院受診率】は事務事業費を増加させる要因となるものの、【外来受診率】は事務事業費には影響を与えないことが示された。

表 1-3 はパネルデータによる推定結果である。単年度による推定とは、次の点で異なる結果が得られた。被保険者数などの規模の経済性、一般会計繰入金（法定分）による事務事業の財源や保険料収納業務については同様の結果となったが、レセプト審査業務に関係する【外来受診率】が負に有意となった。なお、パネル分析は Hausman 検定が１% 水準で棄却されたため、個別性を考慮した固定効果モデルが採用されており、【外来受診率】は各保険者の個別性と年度の変化を踏まえると事務事業費を増やすわけではないことがわかった。

先述したように、国民健康保険の保険者は小規模の市町村が多い。小規模の市町村ほど規模の経済性を期待でき、反対に大規模の市町村ほど、すでに規模の経済性を活用していることが考えられる。すなわち規模の経済性は、保険者の規模によって異なると考えられる。そこで、作成されたパネルデータに対して四分位法を用い、被保険者数の規模別の特徴を明らかにする推定を行った。表 1-3 に推定結果を示している。この際、被保険者数を多く抱える第 4 四分位を大規模保険者とし、被保険者が少ない第１四分位を小規模保険者、第 2 四分位と第 3 四分位を中規模保険者とした。

推定結果によれば、【被保険者あたり職員費】はすべての規模で正に有意となり、【被保険者あたり職員費】が事務事業費を増加させる要因であることを確認した。【被保険者数】については、大規模保険者と小規模保険者のみ１次関数で負に、2 次関数では正に有意となり、規模の経済性があることが明らかとなった。したがって、必ずしも市町村の規模が、規模の経済性を左右することはないことになる。

事務事業に関する要因については、【滞納繰越分収納率】が大規模保険者で正に有意な結果となり、【滞納繰越分収納率】が事務事業費を増やす要因となっている。大規模保険者になれば、保険料滞納が多くなり、そのための事務事業費が増えると考えられる。また、レセプト審査については【外来受

表 1-3　事務事業費の推定結果

被保険者あたり事務事業費	MODEL 4		MODEL 5（大規模保険者）		MODEL 6（中規模保険者）		MODEL 7（小規模保険者）	
	係数	t 値	係数	t 値	係数	t 値	係数	t 値
被保険者あたり職員費	0.2580	24.75***	0.3982	14.18***	0.3019	21.15***	0.1865	8.41***
被保険者数	-3.4151	-4.74***	-13.3241	-2.37**	-1.2638	-1.04	-7.3483	-3.87***
被保険者数^2	0.1497	3.37***	0.5843	2.19**	0.0605	0.85	0.4862	3.53***
被保険者あたり一般会計繰入金（法定内分）	0.0268	1.74*	0.0130	0.51	0.0036	0.18	0.0548	1.52
現年度収納率	0.3159	1.16	0.3766	0.78	0.0499	0.14	0.8012	1.40
滞納繰越分収納率	0.0075	0.53	0.0535	1.67*	0.0071	0.35	-0.0104	-0.43
入院受診率	0.0889	1.81*	0.1199	0.75	0.1124	1.62	0.1077	1.35
外来受診率	-0.4768	-3.89***	-0.9323	-3.18***	-0.3866	-2.28**	-0.4285	-1.72*
2008 年度ダミー	-0.0532	-7.04***	-0.0467	-4.03***	-0.0805	-7.35***	-0.1105	-4.87***
2009 年度ダミー	-0.0935	-15.15***	-0.0440	-4.41***	-0.1096	-13.03***	-0.1676	-9.84***
定数項	25.8105	8.60***	82.7131	2.79***	13.4969	2.52**	35.4993	5.23***
修正 R^2 乗	0.3290		0.3216		0. 3784		0.3369	
F 検定	F(1540,2950) = 18.470***		F(418,807) = 14.420***		F(807,1498) = 20.990***		F(352,616) = 15.560***	
Hausman 検定	chi2(10) = 409.720***		chi2(8) = 104.660***		chi2(10) = 175.470***		chi2(11) = 135.760***	
観察数	4501		1134		2262		1105	

備考 1）＊、＊＊、＊＊＊はそれぞれ有意水準 1％、5％、10％で帰無仮説を棄却し、統計的に有意であることを示す。
備考 2）パネル分析では、Hausman 検定を踏まえて固定効果モデルを採用している。

診率】がすべての規模において負に有意な結果であることから、レセプト審査が必ずしも事務事業費を増やすわけではないということが示された。

5. 国民健康保険事業における広域化の評価

本章では、国民健康保険事業の被保険者数に関する規模の経済性について、一般会計の繰入金（法定分）をコントロールしたうえで、事務事業の業務内容を考慮した分析を行った。その結果、既存研究と同様に、国民健康保険財政の事務事業費が被保険者数に関する規模の経済性をもつことを、実証分析によって示すことができた。つまり、一定の被保険者数を確保することで規模の経済性が発揮でき、国民健康保険事業の事務事業費を抑制できることが明らかとなった。

さらに、保険者の被保険者数の規模を分けた分析を実施し、被保険者数の少ない保険者地域でも、また多い保険者地域においても、共通して規模の経済性が認められることを指摘した。また、職員費は事務事業費を増加させる要因となるものの、被保険者あたり事務事業費には被保険者数に関する規模の経済性が見いだせる。一般会計繰入金（法定分）の財源をコントロールしたうえでは、職員費と入院受診率が事務事業費を増加させるが、被保険者数に関する規模の経済性が存在することが示された。したがって、保険者単位の規模拡大により被保険者数を増やすことで、被保険者あたり事務事業費を抑制できることが明らかとなった。

これらの分析結果より、被保険者数に関する規模の経済性の存在を確認できた。主に市町村によって運営されている国民健康保険事業だが、近年に検討されているように、都道府県単位化のように規模の拡大を実施してゆくことが、事務事業費の抑制にもつながる可能性がある。

第2章
介護保険事業の広域化と効率性

1. 介護保険事業における広域化政策の変遷

元号が平成に変わってから、地方自治体の行財政運営にあたって、市町村合併や広域化など、規模や範囲の経済性の発揮を目指し、行政区域や事務配分の再編が行われてきた[9)]。

人口減少が進展するなか、国への依存度が高い小規模の市町村ほど、煩雑な事務処理を賄うだけの人的財政的な基盤を保持することが難しく、一定規模の行政区分を確保し、効率的な事業の実施が求められている。一部事務組合や広域連合の形成は、設立当初から財政が逼迫している介護保険制度においても積極的に推奨されてきた。介護保険事業で2000年に広域化を行っている市町村は408であったのが、2003年には502まで増えている[10)]。

介護保険財政は深刻な財政状況に陥っており、2000年度の制度の創設当初には3.6兆円であった介護総費用が2005年には6.8兆円、2010年には施

9) 市町村合併に関しては、1999年の合併特例法改正で合併支援の財政措置が強化されて以降、1999年3月末には3,200団体あった市町村が、2010年度3月末には1,727団体にまで減少した。

10) 厚生労働省（2006）「全国介護保険担当課長会議」によると「広域的な保険者運営を行う市町村」の内訳は、広域連合が307市町村、一部事務組合が183市町村、市町村相互財政安定化事業が12市町村とされている。

行時の2倍以上の7.9兆円にまで上昇している。介護総費用は保険料と公費で支えられている。急増する介護総費用を賄う第1号被保険者の保険料の平均基準額も急激に伸びている。第1号被保険者保険料の平均基準額は第1期（2000年から2002年）では2,911円であったが、第4期（2009年から2011年）には4,160円に達した。

この介護総費用は、介護給付事業費（保険給付費）と介護事務事業費（総務費）で構成されている。厚生労働省（2009）「介護保険実態調査報告」によると、全国平均の介護保険事業特別会計の歳出内訳は、介護給付事業費が9割以上を占め、介護事務事業費は数パーセントである。

本章では、効率的かつ安定的な介護財政を目指す上で、厚生労働省が制度創設時から推奨してきた広域化に着目する。厚生労働省（2006）「全国介護保険担当課長会議」によれば、広域化の具体策には一部事務組合や広域連合がある。表2-1には、大阪府（2012）「大阪府介護保険の広域化に関する研究会　報告書」が示した介護保険事業の具体的な業務内容を標記している。この研究会では、仮に介護保険事業を都道府県単位の広域連合によって広域化した場合と、市町村間で広域化した場合とで、どのような事業分担がなされるかを検討している。

介護保険事業の広域化のメリットには3点があげられる。第1に、共同事業による運用で費用の抑制が図れる可能性がある。第2に、行政区域内の介護サービスの共同管理で多様なニーズに柔軟に対応できる。第3に、保険財政の規模の拡大でリスク分散が可能となる。反面、デメリットとして、保険者間の財政調整が求められたり、保険料徴収事業の煩雑化が生じたり、責任の所在が不明確になるといった問題が考えられる。

広域化は介護サービスの種類と要介護者の利用状況によって、効果が異なる可能性がある。介護保険設立当初は2,165万人だった第1号被保険者数だが、2005年には2,511万人、2010年には2,901万人まで急増した。それに伴い、受給者数も増えている。

介護事業費は受給者数と1人あたり費用に分解できる。図2-1では、介護サービス別に受給者数と1人あたり費用を示した[11)]。1人あたり費用は、地域密着型サービスが創設された前後で一時的に低下するが、制度創設以降、増え続けている。受給者数の内訳では、居宅サービスが最も多く、施設サービスはその約1/4である。1人あたり費用は施設サービス費用が最も高く、次に地域密着型サービス費用が続き、居宅サービス費用が最も低い。

つまり、施設サービスは受給者数が居宅サービスと比べて少ないが、1人あたり費用が高いという特徴をもつ。居宅サービスには逆の傾向が認められ、受給者数は多いが1人あたり費用が抑えられている。

図2-2では、要介護度別の介護費用の推移が示されている。要介護別では、重度の介護費用が高い。なお、本書での重度とは、要介護度4と要介護度5を意味する[12]。

注目したいのは、介護保険給付事業など地方自治体の社会保障サービスが、現物給付のサービスを供給していることである。たとえ遠方でも、受給者が行政区域内に1人でも存在すれば、介護サービスを供給するための介護職員が必要となる。だが介護給付事業では、広域化によって職員が増えたとしてもサービスを受ける利用者を十分確保できない場合には、必ずしも広域化が規模の経済性を発揮するとは限らない。また現物給付サービスは、そのサービスの種類によっても費用の内訳が異なる。施設サービスには介護サービスを提供する人件費だけでなく、サービスを提供するための建物の維持管理の費用が固定費用として必要となる。可変費用の要素を持つ居宅サービスと地域密着型サービスの保険給付費については受給者数におおよそ依存

11）介護サービスには、要介護度に合わせて種々のサービスがある。要介護度が低ければ通所サービスや短期入所サービスなどの居宅サービスの利用となる。要介護度が進行すれば夜間や早朝でもサービスを提供する地域密着型サービスが利用できる。また、在宅での介護を継続して行うのが難しくなった場合は、施設への入所が考えられる。

12）介護保険法（第7条）に要介護状態が定められている。「要介護度状態区分」によれば、要支援1と要支援2は社会的支援を要する状態で予防給付の対象とされている。要介護度1から要介護度5は介護給付の対象となる。要介護度1は部分的な介護を要する状態、要介護度2は軽度の介護を要する状態、要介護度3は中等度の介護を要する状態、要介護度4は重度の介護を要する状態、要介護度5は最重度の介護を要する状態とされている。本書では「要介護度状態区分」を参考に、軽度と重度の概念を用いた。また、要介護度3は自力で動くことができる場合もあり、明らかに重度である要介護度4および要介護度5とは異なると考えられる。

表 2-1　広域連合における介護保険事業の業務内容

		広域連合	市町村
介護事務事業費	会計業務	○特別会計の設置・予算・収入・支出 ○費用負担、国・府・市町村負担分の収納 ○保険料の収納 ○財政安定化基金への貸付申請・借金返済 ○統計事務	費用負担
	保険料設定業務	○介護保険事業計画の策定 ○保険料の設定、第 1 号被保険者の保険料率の設定	＊計画策定に協力（地理的条件、現状の介護サービスの供給体制等を勘案し、最適な日常生活圏域設定等）
	保険料徴収業務	○市町村の支援 ○介護保険審査会の設置	○普通徴収（収納事務の私人委託、生保実施機関による直接納付の事務代行） ○特別徴収（対象者の確認・通知等） ○督促・滞納処分
	被保険者の資格管理		○被保険者の資格管理、台帳の作成、被保険者証の発行等
	要介護認定業務		○要介護（支援）認定事務 ○介護認定審査会の設置
介護給付業務	保険給付業務	保険給付	申請受付業務
	教育業務	・ケアマネージャーの資質向上に向けた取組等介護給付の適正化に資する事業 ・介護給付費通知（被保険者情報必要）	・要介護認定の適正化 ・住宅改修の適正化 ・福祉用具購入・貸与調査 ・医療情報との突合（医療の情報必要） ・指導・監査等介護給付の適正化に資する事業
	点検業務	ケアプラン点検、縦覧点検、給付実績の活用	ケアプラン点検、縦覧点検、給付実績の活用
	地域支援事業業務	事業者指定・指導業務	○地域支援事業の実施 ○地域包括支援センターの設置運営
	介護サービス基盤整備業務	○事業者指定・指導（一部補助金交付）	○事業者指定・指導（一部補助金交付）（地域密着型サービス）

出所）大阪府（2012）「大阪府介護保険の広域化に関する研究会　報告書」より作成

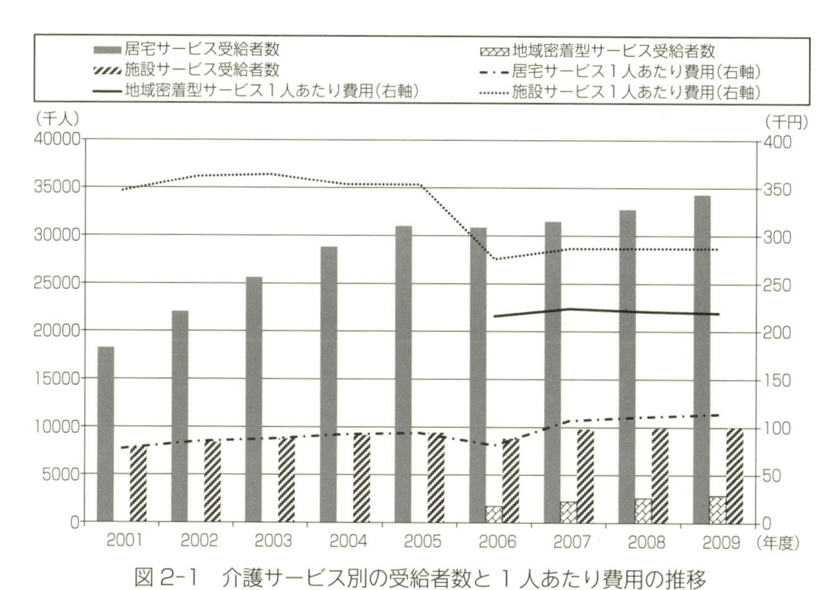

図2-1　介護サービス別の受給者数と1人あたり費用の推移

出所）厚生労働省「介護保険実態調査報告」より作成

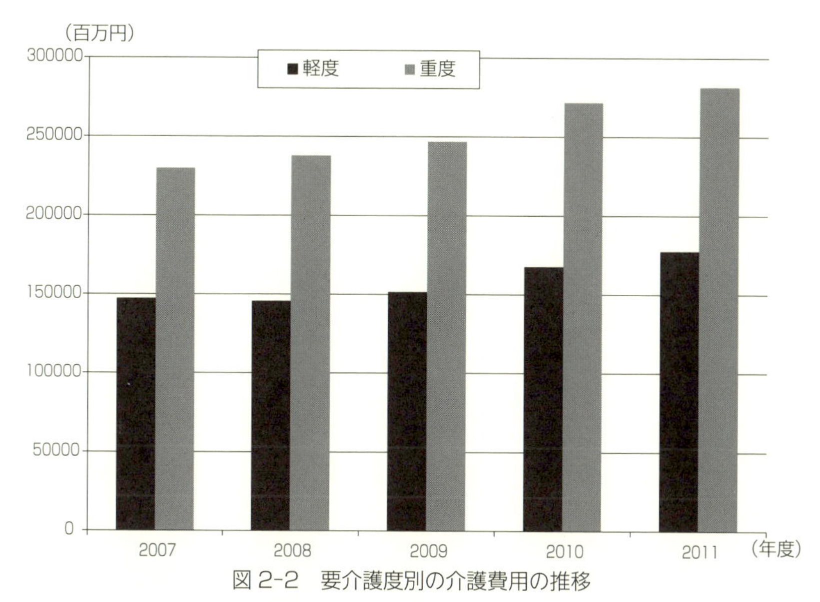

図2-2　要介護度別の介護費用の推移

出所）厚生労働省「介護保険実態調査報告」より作成

備考）軽度は要介護1と2、重度は要介護4と5を指す。

してきまる。

一方、介護給付事業とは異なり、介護事務事業は共同で一括処理が可能である。これは、事務事業費を構成する総務費が固定費用であるから、介護の対象者である受給者数が増えるほど１人あたり費用が低下する可能性が高い。したがって、介護給付事業と介護事務事業を区別し、さらにサービスの種類を分けて、規模の経済の効果を広域化に見いだせるかどうかを評価することが重要である。

2. 介護保険事業と行政区域の課題

地方自治体の行政区域の規模の経済性に関しては、多くの既存研究が多岐にわたった議論を展開している。広域化へのインセンティブに関する研究や、市町村合併に伴う歳出や地方交付税の変動、さらには最適な財政規模に関する実証分析や、地方公共サービスに与える効果を検証するものがある。

吉村（1999)、林（2002)、上村・鷲見（2003)、宮崎（2006a）に述べられているように、規模の経済性を発揮できれば、地方自治体の経費削減効果があると考えられている。赤井・竹本（2008）では経費削減効果に関して、地方自治体の最適規模を論じており、推定されたパラメーターをもとに、シミュレーションを行っている。

また西川（2002)、宮崎（2006b)、広田（2007)、宮崎（2010)、山下（2011）は、広域化へのインセンティブを論じており、市町村の合併への意欲を明らかにしている。ただし、これらの既存研究は、介護事業に焦点を当てているわけではない。現実には広域化が推奨されているにもかかわらず、介護保険事業の分野で広域化や財政規模を議論している論文は数少ない。

小林・名取（2004）は全国の市長を対象に、介護保険事業の広域化への選好についてアンケート調査を実施し、老人保健福祉計画への主観的達成度が高いほど、介護保険事業の広域化への志向が高まることを明らかにした。

このアンケート調査に対して山内（2008）は、アンケート実施時が介護保険制度の施行前であることや、モデルに各市町村の人口規模や面積を含んでいないことを指摘している。山内（2008）は、介護保険制度を実施した翌年の2001年度のデータを用い、人口、面積そして財政力変数と介護サービスの需要要因と供給要因を調整し、ロジット分析で推定を行った。その結果、人口が少なく財政基盤が脆弱な市長村ほど広域化に積極的で、面積が大きい市町村は広域化に慎重であることを示している。

既存研究では、介護事務事業の効率性を論じ、一定規模の行政区域の確保で効率的な財政基盤の確保が可能となることを実証している。しかし、既存研究が分析対象としてきたのは介護事務事業であり、介護事業費の大部分を占める介護給付事業は検討されていない。

保険者（多くは市町村）は介護保険特別会計によって介護事業を区分経理している。介護事務事業費に相当する総務費は、一般会計からの繰り入れによって手当てされる。介護給付事業費に要する財源は、保険料、国庫支出金、都道府県支出金、一般財源などである。つまり、介護事務事業費と介護給付事業費の財源は異なる。

本章に近い問題意識を持つ山内（2006）とHirota and Yunoue（2008）は、介護保険特別会計の介護事務事業費が、規模の経済性をもつことを実証している[13)]。しかし、歳出規模の大きな介護給付事業費にも着目するべきであろう。

前節に述べたように、介護事業費には介護事務事業費と介護給付事業費がある。広域化の効果を発揮した場合、介護事務事業費は固定費用の特徴をもつため規模の経済によって費用の抑制が図れる。介護給付事業費は介護サービスの種類によってその効果が異なる可能性が高い。介護サービスには、可変費用の特徴をもつ居宅サービスと地域密着型サービスに対し、固定費用の特徴をもつ施設サービスの3つがあり、これらは明らかに性格が異なる。そのため、介護サービスごとに広域化の有効性が異なることも検討する必要があるが、この視点をもつ既存研究は存在しない。そこで本章では、介護事務事業費と介護給付事業費を明確に区別し、各事業が管理している介護保険

13）介護保険ではないが、国民健康保険の運営に関して、岸田（2002）や泉田（2003）は総務費に関して事務職員数の規模の経済が働くことを明らかにしている。

特別会計の財源データをもとに財務変数を作成し、介護サービス別に行政区域の広域化の経済効果を実証分析によって検討する。

以下、3節では実証分析に用いるデータの概要、モデル、変数について述べる。4節にて実証分析の結果をまとめ、結果から導出される考察を報告する。最後の5節では分析結果の評価をまとめる。

3. 介護保険事業における広域化の効果の検証

3.1　データならびに変数の説明

この実証分析で用いる主なデータは、厚生労働省「介護保険事業状況報告」である[14)]。分析期間は2007年度から2009年度とした。「介護保険事業状況報告」より、介護サービス別、要介護度別、保険者別の「65歳以上75歳未満被保険者数」、「75歳以上被保険者数」、「受給者数（第1号介護保険ではないが、国民健康保険の運営に関して、岸田（2002）や泉田（2003）は総務費に関して事務職員数の規模の経済が働くことを明らかにしている。

具体的には「表2〈保険者別〉第1号被保険者数」、「表5〈保険者別〉居宅介護（介護予防）サービス受給者数」、「表6〈保険者別〉地域密着型介護（介護予防）サービス受給者数」、「表7〈保険者別〉施設サービス受給者数」、「表8-2〈保険者別〉保険給付　介護給付・予防給付　第1号被保険者（件数、単位数、費用額、給付費）」、「第14〈保険者別〉介護保険特別会計経理状況　保険事業勘定　―（歳出）―」を利用した。

被保険者)」、「介護費用額（第1号被保険者)」を利用する。なお、「　」は利用したデータを指している。ただし、市町村合併の進展により、各年度の保険者総数は異なる。しかも最終年度を基準としてデータを作成すると、分析期間内は市町村合併と広域化の両方が実施されていた時期であり、広域

14）具体的には「表2〈保険者別〉第1号被保険者数」、「表5〈保険者別〉居宅介護（介護予防）サービス受給者数」、「表6〈保険者別〉地域密着型介護（介護予防）サービス受給者数」、「表7〈保険者別〉施設サービス受給者数」、「表8-2〈保険者別〉保険給付　介護給付・予防給付　第1号被保険者（件数、単位数、費用額、給付費）」、「第14〈保険者別〉介護保険特別会計経理状況　保険事業勘定　―（歳出）―」を利用した。

連合に属していた保険者が合併により広域連合を離脱したケースや未合併のまま広域連合に残る保険者が存在するケースも見られる[15)]。

本章の主たる問題意識である、広域化が介護保険事業費に与える影響を抽出するため、2007年度を基準としてアンバランスド・パネルデータを作成する。このとき、2008年度または2009年度に新しく合併もしくは広域連合を形成した保険者については新しいデータとして認識し、同時に消滅した保険者については欠損値として扱う。以上のデータを用い、保険者ごとに下記【　】の変数を作成した。

【第1号被保険者数】
　　＝「65歳以上75歳未満被保険者数」＋「75歳以上被保険者数」
【1人あたり介護事務事業費】＝「総務費」／「第1号被保険者数」

本章では規模の経済性に着目している。規模に応じて平均費用が低下する費用関数を想定しており、規模を意味する変数として第1号被保険者数を使用する。

続いて、介護総費用は保険者の人口構成と地域の面積にも依存すると考え、下記の変数を作成する。人口構成は、厚生労働省「介護保険事業状況報告」から後期高齢化率を推定し、高齢化を表現する変数とする。面積については、総務省「市町村別決算状況調」より、市町村別の「可住地面積」を抽出した。

【後期高齢者率】＝「75歳以上被保険者」
　　／（「65歳以上75歳未満被保険者」＋「75歳以上被保険者」）
【1人あたり可住地面積】＝「可住地面積」／「第1号被保険者数」

さらに、厚生労働省「介護保険事業状況報告」より、介護サービスごとの

15）2007年度の保険者数は1,662、2008年度は1,646、2009年度は1,587であった。

1人あたり費用を重度の要介護度者に対するデータに限定し、下記のように作成した。ここでの分析を重度に限定するのは、重度の要介護者への総費用は軽度に比べて大きく、重度の要介護者の動向が、今後の介護保険財政の要になると考えるからである。

【1人あたり居宅サービス費】
　　＝「居宅サービス費用額（第1号被保険者）」
　　／「居宅サービス受給者数（第1号被保険者数）」
【1人あたり地域密着型サービス費】
　　＝「地域密着型サービス費用額（第1号被保険者）」
　　／「地域密着型サービス受給者数（第1号被保険者数）」
【1人あたり施設サービス費】
　　＝「施設サービス費用額（第1号被保険者）」
　　／「施設サービス受給者数（第1号被保険者数）」
【居宅サービス受給率】＝「居宅サービス受給者数（第1号被保険者）」
　　／「第1号被保険者数」
【地域密着型サービス受給率】
　　＝「地域密着型サービス受給者数（第1号被保険者）」
　　／「第1号被保険者数」
【施設サービス受給率】＝「施設サービス受給者数（第1号被保険者）」
　　／「第1号被保険者数」

最後にコントロール変数の作成方法について説明する。介護サービスの供給は、保険者の財務状況にも左右される。本章でも既存研究に則って、保険者の実質的な財務状況の指標となる「実質収支比率」と地方交付金など国や都道府県の補助金への依存度を表す「財政力指数」を用いる。さらに、介護保険事業特別会計の財政要因を示す指標として、下記の変数を厚生労働省「介護保険事業状況報告」の介護保険事業特別会計のデータより作成した。

【介護保険事業実質収支比率】

＝（「歳入歳出差引額」－「基金繰入額」）／「歳入合計」

【介護保険事業財政力指数】＝「保険給付費」／「歳出合計」

3.2　仮説ならびに推定モデルの説明

介護総費用は、介護事務事業費と介護給付事業費の２つに大別できる。2種類の事業費の性質は異なり、効率的な行政区域も異なる可能性が高い。そこで、両者の介護費用について、経費の種類によってその効果は異なると想定し、介護事務事業費と介護給付事業費に分類して行政区域の広域化の効果を検証する。

第１に介護事務事業費については、保険者を問わず類似の事務事業が実施されており、広域化が介護事務事業費を抑制する効果をもつことが予想される。

第２に介護給付事業費については、一定の介護サービスの質の確保と要介護者の多様性により、介護サービス供給にあたって要介護者の個別性に応じた対応が求められる。そのため広域化が必ずしも介護給付事業費の抑制に寄与しない可能性が高いと推測される。

だが先に述べたように、介護給付事業費は介護サービスの種類によっては、被保険者数に対する可変費用の要因が大きい場合もあれば、固定費用の要因が大きい場合もあると考えられる。居宅サービスや地域密着型サービスは、被保険者数が増えれば介護給付事業費が増えるだろう。一方、施設サービスについては、固定費用が大きいため、被保険者数の増加に応じて１人あたり介護給付事業費は低下すると考えられる。したがって、これらより、

「介護事業の行政区域の広域化は、高齢化による効果を取り除く限り、
介護事務事業費と介護給付事業費に異なる効果を及ぼす」

という仮説を立てる。以上により、この仮説を検証するため、本章では広域化を表現する変数として、一部事務組合や広域連合を表現する広域化ダ

ミー、さらには1人あたり可住地面積や受給率を用い、これらの変数が1人あたり介護事務事業費や1人あたり介護給付事業費に影響を与えるかを介護サービス別の実証分析によって検証する。

ここで介護事務事業費と介護給付事業費が、以下の線形関数で決定されるものと仮定する[16)]。ここで、μは誤差項である。

$$\ln(y_{it}) = a_0 + a_1 \ln(Z_{it}) + a_2 D_{it} + a_3 \ln(Z_{it}) D_{it} + a_4 \ln(H_{it}) + a_5 \ln(K_{it}) + a_6 \ln(M_{it}) + a_7 \ln(S_{it}) + a_8 \ln(F_{it}) + \mu_{it}$$

左辺の被説明変数y_{it}はモデルによって異なる。介護サービスごとに、1人あたり介護事務事業費、1人あたり居宅サービス費、1人あたり地域密着型サービス費、1人あたり施設サービス費が被説明変数となる。右辺の説明変数と記述統計量は以下の通りである。

Z_{it}は各介護サービスの受給率を示し、モデルによって居宅サービス受給率、地域密着型サービス受給率、施設サービス受給率を用いる[17)]。D_{it}は一部事務組合や広域連合を形成している保険者を1、それ以外を0とする広域化ダミーである。H_{it}は規模を表す変数で第1号被保険者数を使用する。地域要因については、K_{1t}は後期高齢者率を、M_{2t}には1人あたり可住地面積を用いる。財政要因では、S_{1t}は実質収支比率を、F_{2t}には財政力指数を用いる。添え字iは保険者で、tは各年度を示している。なお、受給率をはじめ説明変数には地域要因の影響を受けると考えられるため、外生的に決定されているかどうかをSargan検定で統計的に検証した結果、外生変数として採用された。以上のデータの記述統計は表2-2にまとめられている。

16）対数線形関数を採用したのは、推計で得られる係数を弾性値として解釈したいためである。
17）後の実際の推計では、受給率の2次項を考慮した。

表 2-2　記述統計

項目	定義	標本数	平均	標準偏差	最小値	最大値
1人あたり事務費	総務費／第1号被保険者数	4880	8.524	5.533	0.017	95.599
1人あたり居宅サービス費	居宅サービス費用額（第1号被保険者）／居宅サービス受給者数（第1号被保険者数）	4883	185.628	26.490	0.000	534.287
1人あたり地域密着型サービス費	地域密着型サービス費用額（第1号被保険者）／地域密着型サービス受給者数（第1号被保険者数）	4548	243.505	80.842	0.000	2860.088
1人あたり施設サービス費	施設サービス費用額（第1号被保険者）／施設サービス受給者数（第1号被保険者数）	4892	298.518	56.859	0.000	3342.750
居宅サービス受給率	居宅サービス受給者数（第1号被保険者）／第1号被保険者数	4895	0.157	0.061	0.000	0.442
地域密着型サービス受給率	地域密着型サービス受給者数（第1号被保険者）／第1号被保険者数	4895	0.021	0.018	0.000	0.287
施設サービス受給率	施設サービス受給者数（第1号被保険者）／第1号被保険者数	4895	0.243	0.075	0.000	0.852
介護保険事業実質収支比率	（歳入歳出差引額－基金繰入額）／歳入合計	4895	0.023	0.024	−0.180	0.195
介護保険事業財政力指数	保険給付費／歳出合計	4895	0.908	0.037	0.304	0.978
第1号被保険者数	65歳以上75歳未満被保険者＋75歳以上被保険者	4895	17313	38275	24	719624
後期高齢者率	75歳以上被保険者／（65歳以上75歳未満被保険者＋75歳以上被保険者）	4895	0.509	0.068	0.295	0.719
1人あたり可住地面積	可住地面積／第1号被保険者数	4892	0.013	0.024	0.000	0.255

備考）単位は、各介護サービス費と各介護サービス給付費は千円、各受給率、実質収支比率そして後期高齢者率はパーセント、面積は km^2 である。

4. 介護保険事業における広域化の推定結果

4.1　事務事業における広域化の有効性

後期高齢者率と１人あたり可住地面積などの地域要因と実質収支比率や財政力指数などの保険者の財政要因をコントロールしたうえで、介護事務事業費と広域化の関係を検証する（表 2-3[18]参照)。各介護サービスの受給率は、１人あたり介護事務事業費に対して、サービス別に異なる結果が得られた。居宅サービスには有意ではなく、地域密着型サービスには１次関数と２次関数ともに正に有意となり、施設サービスについては１次関数と２次関数で負に有意となった。

広域化ダミーについては、居宅サービスと地域密着型サービスで負に有意となったが、施設サービスは有意ではない。居宅サービスと地域密着型サービスの受給率と広域化ダミーの交差項は、１次関数と２次関数の両者で負に有意に働くことが明らかとなった。

ここで推定されたパラメーターをもとにして、与えられた介護サービスの受給率のもとでの介護事務事業費の理論値を計算した。このとき、広域化ダミーが負に有意であった居宅サービスと地域密着型サービスについては、広域化の有無が１人あたり介護事務事業費を減らすことがわかった。一方、広域化ダミーが有意でなかった施設サービスについては、広域化が１人あたり介護事務事業費に与える影響は相当小さいことがわかった。

したがって広域化は、居宅サービスと地域密着型サービスについては、１人あたり介護事務事業費を抑える効果があることが示された。しかも居宅サービスに関しては、広域化による第１号被保険者数の増加が規模の経済性を発揮することで、１人あたり介護事務事業費を抑制できると実証された。なお、規模の経済性については第１号被保険者数を用いる。推定結果から、居宅サービスと施設サービスで負に有意に働いたが、地域密着型サービスについては有意な結果とならなかった。施設サービスの被保険者あたり

18）実際の推計にあたっては、被説明変数である１人あたり介護事務事業費と１人あたり介護給付事業費がゼロならば、推計対象のデータから取り除いた。

表 2-3　介護事務事業費の推定結果

1人あたり介護事務事業費	居宅サービス		地域密着型サービス		施設サービス	
	MODEL 1		MODEL 2		MODEL 3	
	係数	*t* 値	係数	*t* 値	係数	*t* 値
居宅サービス受給率	0.074	1.03				
居宅サービス受給率^2	-0.006	-0.41				
地域密着型サービス受給率			0.248	4.85***		
地域密着型サービス受給率^2			0.024	4.30***		
施設サービス受給率					-0.449	-2.75***
施設サービス受給率^2					-0.309	-5.54***
広域化ダミー	-2.628	-2.99***	-2.132	-2.54**	1.668	1.27
広域化＊居宅サービス受給率	-2.531	-2.97***				
広域化＊居宅サービス受給率^2	-0.585	-2.97***				
広域化＊地域密着型サービス受給率			-2.142	-2.63**		
広域化＊地域密着型サービス受給率^2			-0.523	-2.78**		
広域化＊施設サービス受給率					2.571	1.32
広域化＊施設サービス受給率^2					0.912	1.28
第1号被保険者数	-0.024	-3.03***	-0.002	-0.19	-0.020	-2.51**
後期高齢者率	0.688	10.37***	0.883	13.47***	0.176	2.39**
1人あたり可住地面積	-0.044	-4.78***	-0.061	-6.78***	-0.074	-8.49***
実質収支比率	-0.035	-5.82***	-0.046	-7.67***	-0.032	-5.30***
財政力指数	-6.668	-36***	-8.576	-36.86***	-6.681	-36.61***
2008 年度ダミー	0.001	0.04	-0.005	-0.29	0.006	0.33
2009 年度ダミー	-0.001	-0.04	0.021	1.17	0.016	0.91
定数項	1.816	18.15***	1.853	14.46***	1.143	8.69***
修正 R2 乗	0.267		0.2711		0.276	
Wald 検定	F(12,4607) = 141.280***		F(12,4289) = 132.950***		F(12,4614) = 146.610***	
AIC	6316.941		5523.323		6286.600	
観察数	4620		4302		4627	

備考 1）2007 年から 2009 年のパネルデータである。個別効果の報告は省略する。
備考 2）***、** はそれぞれ 1％、5％を示している。

事務事業費はいわゆる固定費用であり、介護の対象数である第1号被保険者数が増えれば被保険者あたり事務事業費が減少する。

4.2　給付事業における広域化の有効性

続いて、介護給付事業と広域化の関係である。前述のように、後期高齢者率と1人あたり可住地面積の地域要因と実質収支比率や財政力指数の保険者の財政要因でコントロールしたうえで、1人あたり介護費用に与える影響を検証した（表2-4参照）。

介護サービスの受給率の1次関数と2次関数については、居宅サービスと地域密着型サービスで負に有意となり、施設サービスは1次関数と2次関数ともに正に有意な結果が得られた。広域化ダミーについては、すべての介護サービスにおいて、有意な結果は得られなかった。また、各サービスの受給率と広域化ダミーの交差項も、すべて有意な結果ではなかった。

したがって、介護給付事業費については、広域化によって費用抑制効果を得ることができない。介護給付事業は広域化による効率化が困難であることが示された。介護事務事業費と同様に、介護給付事業費でも規模の経済性を検証した。その結果、居宅サービスと施設サービスでは正に有意に働いたが、地域密着型サービスでは負に有意となった。

5. 介護保険事業における広域化の評価

本章では、介護事務事業費に加えてシェアの大きな介護給付事業費にも注目している。

その結果、既存研究と同様に、介護事務事業では広域化で介護費用を抑制できることが明らかとなった。広域化の影響をみると、居宅サービスと地域密着型サービスの効率化が図れることが示されたが、施設サービスの効率化は難しい結果となった。一方、介護給付事業については、すべてのサービスで広域化による効率化が期待できないことが示された。介護事業費の抑制には介護給付事業費の効率化が不可欠であるが、広域化による介護給付事業費

表 2-4　介護給付事業費の推定結果

1人あたり介護給付事業費	居宅サービス		地域密着型サービス		施設サービス	
	MODEL 4		MODEL 5		MODEL 6	
	係数	t 値	係数	t 値	係数	t 値
居宅サービス受給率	-0.100	-4.74***				
居宅サービス受給率^2	-0.040	-8.96***				
地域密着型サービス受給率			-0.234	-8.44***		
地域密着型サービス受給率^2			-0.025	-8.17***		
施設サービス受給率					0.170	6.72***
施設サービス受給率^2					0.060	6.93***
広域化ダミー	-0.125	-0.49	0.511	0.88	0.283	1.39
広域化＊居宅サービス受給率	-0.069	-0.28				
広域化＊居宅サービス受給率^2	0.005	0.09				
広域化＊地域密着型サービス受給率			0.232	0.84		
広域化＊地域密着型サービス受給率^2			0.025	0.78		
広域化＊施設サービス受給率					0.383	1.27
広域化＊施設サービス受給率^2					0.124	1.13
第1号被保険者数	0.001	0.64***	-0.010	-2.21**	0.003	2.58**
後期高齢者率	-0.103	-5.23***	-0.147	-4.16***	0.013	1.10
1人あたり可住地面積	-0.040	-15.04***	0.041	8.39***	-0.012	-8.74***
実質収支比率	0.002	1.34	0.009	2.88***	0.001	1.00
財政力指数	0.719	13.14***	0.357	2.85***	0.035	1.23
2008年度ダミー	0.013	2.56**	0.028	3.06***	-0.005	-1.80
2009年度ダミー	0.031	5.84***	0.065	6.72***	0.015	5.43***
定数項	4.955	167.66***	5.178	74.36***	5.735	281.16***
修正R2乗	0.307		0.0522		0.0694	
Wald検定	F(12,4620) = 171.580***		F(12.4296) = 19.700***		F(12,4627) = 28.750***	
AIC	-4959.571		211.838		-10987.950	
観察数	4633		4309		4640	

備考1）2007年から2009年のパネルデータである。個別効果の報告は省略する。
備考2）***、**はそれぞれ1%、5%であり、（　）はt値を示している。

の抑制は期待できないことから、介護給付事業費そのものを効率化する視点が必要だといえる。

広域化による効率化が期待できる介護事務事業費に対しては、今後の行政区域のあり方を含めて、効率的な介護サービス提供に向けて介護供給の集約化やその体制実現に向けた都市への転換など事業体制の変革が急務となるだろう。しかしながら、介護給付事業費は行政区域だけでなく要介護度の改善や介護サービスの利用割合にも依存する。また人口密度の高い地域と低い地域では自ずと選択可能なサービスが決まってくる。このような現実的な問題について本章では十分考慮されていないため、今後の課題として検討していきたい。

第３章
国民健康保険事業の財政調整と保険料収納率

1. 保険料収納率を取り巻く諸問題

主に市町村を保険者とする国民健康保険財政が深刻化している。2010 年度の国民健康保険財政における保険給付費は、対前年度比で 1.1% 増加（過去 3 年平均で 0.3% 増加）した[19]。一方で、2010 年度の国民健康保険財政における保険料（税）収入は対前年度比で 2.1% 減少（過去 3 年平均で 0.6% 減少）した。財源不足の保険者は、市町村の一般会計からの法定外繰入や前年度繰上充用金を用いざるを得なくなっている。

国民健康保険財政の収入減少の要因として、国民健康保険料（税）の収納率の低迷があげられる。2010 年の現年分収納率は平均で 88.01% であり、恒常的に 9 割を切っている。滞納繰越分収納率にいたっては、2010 年で 13.94% にとどまっている[20]。 ただし、これらの収納率を平均でとらえることはできない。図 3-1 には 2010 年の現年分収納率の分布が示されているが、収納率の状況は保険者によって大きく異なる。保険者が抱える被保険者や地域の特性、行政サイドの徴収業務におけるパフォーマンスが、結果的に

19）収納率は厚生労働省「国民健康保険事業状況報告書」より計測した。ここでは、市町村、一部事務組合、広域連合の保険者における収納率を掲げている。

20）なお、現年分および滞納繰越分の収納率の定義は本章の 3 節を参照されたい。

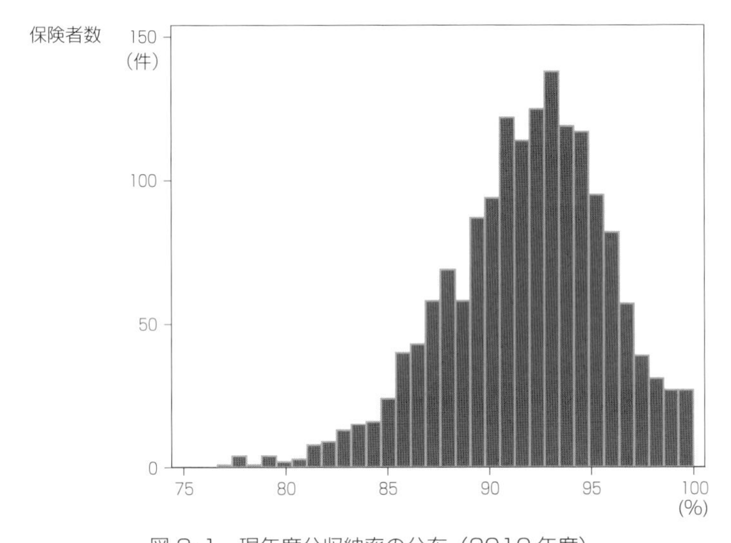

図 3-1　現年度分収納率の分布（2010 年度）
出所）厚生労働省（2010）「国民健康保険事業状況報告書（事業年報）」より作成

収納率のばらつきに集約されていると考えられる。

収納率の向上に向けて、それぞれの保険者は、国民健康保険料（税）の収納対策費を投入している。また、国、都道府県、市町村のレベルにおいて財政調整を図ることで、保険料（税）収納を効果的に促す試みも実施されている。収納率にかかわる財政調整制度には、以下の 3 つがある。

第 1 に国庫支出金の普通調整交付金がある。国民健康保険制度には多様な国庫支出金が投入されているが、そのなかでも普通調整交付金が収納率に関係している。普通調整交付金は、市町村間の財政力の不均衡、具体的には医療費と所得水準を調整するために国から交付されている。普通調整交付金は、前年度の収納率が低ければペナルティとして減額される。そのため、普通調整交付金は、保険者に対して収納率の維持を求める機能をもつと考えられる。

第 2 に都道府県支出金の都道府県調整交付金がある。都道府県調整交付金は普通調整交付金と特別調整交付金に分かれているが、特別調整交付金が収納率に関係している。特別調整交付金は、前年度の収納率が高ければ多く交付される。そのため、特別調整交付金は、保険者へのインセンティブとして収納率の向上を求める機能をもつと考えられる。

第3に、市町村の一般会計から保険基盤安定（保険税軽減分）の繰入金がある。保険基盤安定繰入金は、低所得の被保険者の保険料軽減分を公費で補填している[21)]。保険料の軽減により被保険者の保険料納付が促され、結果的に収納率に影響をもつと考えられる。

以上のように国民健康保険制度には、3つの財政調整制度によって収納率の維持ないし向上が目指されている。本章の目的は、これらの財政調整制度が収納率に与える影響を保険者データによって検証することにある。

一方、収納率に関係する要因は、財政調整制度だけに限らない。国民健康保険料（税）の方式も考察することが必要である。国民健康保険料（税）の方式には、国民健康「保険料」として徴収する保険料方式と、国民健康「保険税」として徴収する保険税方式の2つがある。厚生労働省（2010）「国民健康保険事業報告書（事業年報）」によると、保険者の9割弱が国民健康「保険税」を採用している。

また、国民健康保険料（税）の徴収方法には4つの方法があり、それらの組み合わせを保険者が選ぶことができる。具体的には、被保険者の能力に応じて負担を求める応能分としての所得割と資産割、加入世帯及び保険者が平等に負担する応益分としての平等割と均等割に分かれる[22)]。

財政の持続可能性が厳しい状況にある国民健康保険制度において、保険料（税）収入の確保は重要であり、収納率の向上は欠かせない。そこで本章では、国民健康保険料（税）の収納率に着目し、被保険者の特徴をコントロー

21）応益分の保険料（税）に関し、低所得の被保険者を中心に、公費による補填で保険料（税）が部分的に軽減されている。この軽減分については、市町村の一般会計から繰入があり、その財源は都道府県が四分の三、市町村が四分の一を担っている。

22）所得に応じた保険料（税）部分が所得割、固定資産に応じた保険料（税）部分が資産割であり、これらは負担能力に応じるという意味で応能割である。一方、世帯ごとに課される平等割や世帯の被保険者数に応じて課される均等割のように、受益に応じて課される応益割がある。保険者は、これらの4種類の組み合わせで保険料（税）を徴収している。

ルしたうえで、国民健康保険制度における財政調整制度、保険料（税）徴収の視点、そして滞納の実態から保険者が抱える収納率の決定要因を明らかにする。

以下、2節では既存研究を紹介し、本研究の位置付けを示す。3節では分析に用いるデータの概要と変数、推定モデルについて述べる。4節では実証分析の推定結果を示す。最後の5節では、得られた結果をまとめ、政策的インプリケーションを示してむすびとする。

2. 国民健康保険事業における財政調整の先行研究

国民健康保険料（税）の収納や未納に関する既存研究は乏しい。そのため本節では、国民健康保険料（税）を含む社会保険料における収納および未納に関する既存研究について述べ、それらの分析上のアプローチの違いに着目する。

まず、国民年金保険料の納付行動について、小椋・千葉（1991）が全国レベルの集計データを、駒村（2001）が都道府県別の集計データ、丸山・駒村（2005）が市町村別の集計データを用いて分析している。

小椋・千葉（1991）は1972年から1988年の国民年金保険料の非納付率と非加入率を用いて、未納の要因分析を実施している。駒村（2001）は、1991年から1998年の都道府県別のパネルデータを用い、国民年金保険料の未納の要因分析を行っており、消費額、有効求人率、大学進学率が関係していることを示している。丸山・駒村（2005）は1994年から2002年までの都道府県別・市区町村別のパネルデータを用いて、非正規労働と失業が国民年金保険料の納付率を下げることを明らかとした。

特に駒村（2001）と丸山・駒村（2005）は、地方自治体のデータを用いるところに特徴がある。このアプローチを採り、本書と同じく国民健康保険料（税）の未納を分析対象としている既存研究に泉田（2003）がある。泉田（2003）は1995年から1998年の厚生労働省「市町村国民健康保険」データを用い、収納率が国民健康保険制度の事務事業費（総務費）に影響を与えていることを明らかにしている。

地方自治体のデータを用いるアプローチとは別に、社会保険料を納付する家計の個票データに着目するアプローチもある。国民年金保険料に関して、鈴木・周（2001）は郵政研究所「家計における金融資産選択に関する調査」データで未加入者の要因分析を行っており、阿部（2001）は厚生労働省「平成8年　所得再分配調査　個人票」データで、未加入者と未納者の行動が構造的に異なることを示している。

駒村・山田（2007）は、「就業形態の多様化に対応する年金制度に関する研究プロジェクト」で実施された「年金等に関する意識調査」データを用い、四方・村上・駒村・稲垣（2010）は、関西大学ソシオネットワーク戦略研究機構「公的年金に関する意識調査」データを使用して、国民年金保険料に関する意識調査を行っている。

以上の既存研究に対して、次節では国民健康保険料（税）の収納に着目した実証分析を展開する。国民健康保険制度が主に市町村を中心とした保険者によって運営される制度であるから、保険者に区分されたデータを用いる。

具体的には国民健康保険制度に関して、被保険者の状況をコントロールしたうえで、主に財政調整制度が収納率に与える影響を考察する。このような問題意識をもつ既存研究は存在せず、本研究が初めての試みとなる。また、収納対策に関する経費、徴収方法や徴収状況といった保険者側がもつ収納率の決定要因を分析している点に特色がある。

3. 国民健康保険事業における財政調整の検証

3.1　データならびに変数の説明

実証分析では、厚生労働省「国民健康保険事業状況報告書（事業年報）」を主なデータとして用いる[23)]。分析期間は2008年度から2010年度であ

23)「国民健康保険事業状況報告書（事業年報）」のうち、「表13　国民健康保険事業状況報告書（事業年報）A表」、「表14　国民健康保険事業状況報告書（事業年報）B表（1）」、「表14-2　国民健康保険事業状況報告書（事業年報）B表（2）」を用いる。

る[24)]。ただし、市町村合併の進展、一部事務組合や広域連合の形成により、各年度の保険者の総数は異なる。そこで、現実の市町村合併、一部事務組合や広域連合の形成を反映し、分析期間の最終年度である2010年度の保険者の総数に合うように、2008年度と2009年度の保険者数を調整し、3年間のバランスド・パネルデータを作成した[25)]。以上のデータを用い、下記の変数を作成した。なお、「　」は「国民健康保険事業状況報告書（事業年報）」のデータ名、【　】は作成した変数を示している。

第1に被説明変数は現年分収納率である。国民健康保険料（税）の収納額には、「現年分収納額」と「滞納繰越分収納額」の2種類がある。「滞納繰越分収納額」には、過去の国民健康保険料（税）の収納額が含まれている。滞納繰越分は、どの時点の収納額なのかが明確でないために、ここでは滞納繰越分収納率を被説明変数として採用しない。現年分収納率は「現年分収納額」を「現年分調停額」から「現年分居所不明者分調定額」を控除したデータで除算して得る[26)]。

・被説明変数

【現年分収納率】＝「現年分収納額」

／（「現年分調定額」－「現年分居所不明者分調定額」）

第2は（財政要因）の説明変数である。保険者は、「総務費」から収納対策費を支出している。そこで、「総務費」を「被保険者数」で除算した被保険者あたり総務費を説明変数とする[27)]。収納対策費は現年分収納率を減らす

24）2008年4月に後期高齢者医療制度の施行によって、75歳以上の後期高齢者と前期高齢者で障がいをもつ高齢者は健康保険から脱退し、後期高齢医療制度に組み込まれることとなった。したがって「国民健康保険事業状況報告書（事業年報）」データの対象者は2008年度前後で異なる。本章では後期高齢者医療制度の施行を考慮して、2008年度以降のデータを用いる。

25）2008年度の保険者数は1,646、2009年度と2010年度は1,587であった。パネルデータの作成により、各年度の保険者数を1,587に統一した。

26）現年分および滞納繰越分の収納率の定義は、保険者が実際に利用している計算式を用いている。

効果をもつと考えられるから、期待される係数はマイナスである。

また、「国庫支出金（普通調整交付金）」による説明変数を採用する。国庫支出金（普通調整交付金）は、市町村間の財政力の不均衡を調整するために国から交付されている。普通調整交付金は、前年度の収納率が低ければ減額されるという性質をもつ交付金である[28)]。したがって、普通調整交付金は現年分収納率を維持することを求める働きをもつ。

続いて、「都道府県支出金（特別調整交付金）」による説明変数も採用する。都道府県支出金（特別調整交付金）は、前年度の国民健康保険料（税）の収納率が高ければ今年度に交付を受けられるという性質をもつ交付金である。特別調整交付金は現年分収納率を高めるインセンティブをもつと考えられることから、期待される係数はプラスである。

さらに、「保険基盤安定（保険税軽減分）」を考慮する。この繰入金は、一般会計から支出されている[29)]。主に低所得の被保険者の保険料（税）が部分的に軽減されることで現年分収納率が高まると考えられるから、期待される係数はプラスである。

・説明変数（財政要因）

【被保険者あたり総務費】＝「総務費」／「被保険者数」

【被保険者あたり国庫支出金】（普通調整交付金）

＝「国庫支出金（普通調整交付金）」／「被保険者数」

【被保険者あたり都道府県支出金】（特別調整交付金）

＝「都道府県支出金（特別調整交付金）」／「被保険者数」

27）ただし、「国民健康保険事業状況報告書（事業年報）」のデータでは、「総務費」から収納対策費を分離することはできない。

28）被保険者数に応じた保険料収納割合によって減額率が定められている。

29）所得割の算定方法には、住民税方式、本文方式、旧ただし書き方式があり、ほとんどの保険者が旧ただし書き方式を採用している。これらの方式においては、所得割の算定基礎が異なる。そこで本書では、旧ただし書き方式を採用している保険者の所得割の保険料（税）率データを分析に用い、他の方式の保険者のデータは採用しない。なお、将来的には旧ただし書き方式に一本化されてゆく方針となっている。

【被保険者あたり保険基盤安定】(保険税軽減分)
＝「保険基盤安定（保険税軽減分)」／「被保険者数」

第３は（保険料（税）要因）の説明変数である。まず、保険税ダミーを考慮する。保険者は、国民健康保険料（税）の方式として、保険料方式か保険税方式のどちらかを選ぶことができる。保険料は国民健康保険法により、消滅時効時間は２年間である。保険税は地方税法により、消滅時効時間は５年間である。消滅時効時間が過ぎれば、保険者は滞納保険料（税）を徴収する権利を失う。消滅時効時間の長い保険税の方が時効にかかりにくい。

また、滞納された保険料（税）に対しては、差し押さえなどの滞納処分が行われることがある。その滞納処分の優先順位が、保険料と保険税では異なる。保険料は住民税の次となるが、保険税は住民税と同じ順位である。

まとめれば、保険料よりも保険税の方が、消滅時効時間が長く、滞納処分の優先順位も高い。これらの法律上の取り扱いの差が、現年分収納率に影響を与える可能性がある。保険税ダミーは、保険「税」を採用している保険者を１、保険「料」を採用している保険者は０とするダミー変数である。法律上の取り扱いの差より、保険税の方が現年分収納率を高めると考えられるから、期待される係数はプラスである。

次に、所得割に関しては、ほとんどの保険者が採用している徴収方法であるから、「所得割」の保険料（税）率を説明変数として加える。保険料（税）率が高くなれば、現年分収納率が下がると考えられるから、期待される係数はマイナスである。

・説明変数（保険料（税）要因)
保険税ダミー：保険「税」ならば１、保険「料」ならば０のダミー変数
【所得割】(%)＝「所得割」

第４は（滞納繰越要因）の説明変数である。国民健康保険料（税）が未収になれば、滞納繰越となる。滞納繰越についても、収納努力が求められて

おり、その徴収努力が現年分収納率に影響を与えると考えられる。そこで、滞納繰越分収納率を説明変数とする。滞納繰越分収納率の上昇は、被保険者の納付意欲にプラスの影響を与えると考えられる。そのため、滞納繰越分収納率に期待される係数はプラスである。

さらに、「滞納繰越分不納欠損額」に関する説明変数として滞納繰越分不納欠損率も作成する。滞納処分ができなかった未収額は、保険者の判断で不納欠損額として処理されることがある。「滞納繰越分不納欠損額」も、保険者の徴収努力にかかわると考えられる。滞納処分に積極的な保険者は、収納率の向上にも力を入れている可能性がある。この場合は滞納繰越分不納欠損率の係数はプラスになる。逆に、「滞納繰越分不納欠損額」の増加が、被保険者の納付意欲にマイナスの影響をもたらす可能性もある。この場合は滞納繰越分不納欠損率に期待される係数はマイナスである。したがって、滞納繰越不納欠損率の係数は先見的にはわからない。

・説明変数（滞納繰越要因）

【滞納繰越分収納率】＝「滞納繰越分収納額」
／（「滞納繰越分調停額」－「滞納繰越分居所不明者分調定額」）

【滞納繰越分不納欠損率】＝「滞納繰越分不納欠損額」
／（「滞納繰越分調定額」－「滞納繰越分居所不明者分調定額」）

第5は（環境要因）の説明変数である。まず、現年分収納率は、被保険者の所得に影響を受けると考え、被保険者あたり所得を説明変数として作成した。また現年分収納率は、各保険者の人口構成や面積などの地域特性にも依存すると考え、前期高齢者率と可住地面積あたり被保険者数を説明変数として作成した。特に可住地面積あたり被保険者数は集積の程度を示している。

具体的には、厚生労働省「国民健康保険事業状況報告（事業年報）」から前期高齢者率を推定し、財務状況と高齢化を表現する変数とする[30)]。面積については、総務省「市町村別決算状況調」より、市町村別の「可住地面積」

を抽出した[31]。先と同じく、市町村合併の進展などにより、市町村数と保険者数は一致しないため、パネルデータの保険者の総数に一致するように集計した。

・説明変数（環境要因）

【被保険者あたり所得】＝「所得割保険料（税）算定額内訳」の「所得割」／「被保険者数」[32]

【前期高齢者率】＝「前期高齢者　総数」／「被保険者数」

【可住地面積あたり被保険者数】＝「被保険者数」／「可住地面積」

以上より、（財政要因）（保険料（税）要因）（滞納繰越要因）そして（環境要因）の説明変数を用いて推定する。

3.2　推定モデルの説明

基本的な推定モデルは以下の対数線形関数で決定されるものと仮定する[33]。ここで、μ は誤差項である。

$$\ln(y_{it}) = a_0 + a_1\ln(Z_{it}) + a_2 DUM_{it} + a_3\ln(H_{it}) + a_4\ln(M_{it}) + a_5\ln(E_{it}) + \mu_{it} \quad (1)$$

30）2008年度の後期高齢者医療制度の導入により、国民健康保険制度は75歳未満の前期高齢者を対象とするようになったため、本書では高齢化の影響を前期高齢者率によって分析する。

31）岸田（2002）や湯田（2010）は「被保険者数」を説明変数としているが、本書では可住地面積あたり被保険者数を用いる。その理由は、都市化ないし集積の影響が収納率に与える影響があると考えるからである。

32）保険料（税）の形態には、所得割、資産割、平等割、均等割があるが、被保険者の所得に関係するのが所得割である。所得割の算定基礎としては、「①課税所得金額（基礎控除）」「②課税所得金額（各種控除）」「③市町村民税の所得割税額」「④市町村民税額等」「⑤その他」があるが、本論文では「①課税所得金額（基礎控除）」を採用している保険者のデータを用いる。その理由は、「①課税所得金額（基礎控除）」は他のデータに比較して数が多く、「②課税所得金額（各種控除）」はどの所得控除を用いているか不明であることから、「①課税所得金額（基礎控除）」が被保険者の所得データとして、もっともふさわしいと考えられるからである。

33）対数線形関数を採用したのは、推計で得られる係数を弾性値として解釈したいためである。

表 3-1　記述統計

	平均値	標準偏差	最小値	最大値
現年分収納率	0.916	0.040	0.753	1.000
被保険者あたり総務費	6932.674	6240.145	41.689	98470.930
被保険者あたり国庫支出金（普通調整交付金）	15493.650	9319.048	0.000	68482.920
被保険者あたり都道府県支出金（特別調整交付金）	3511.125	5523.787	27.339	96631.070
被保険者あたり保険基盤安定（保険税軽減分）	8715.828	3035.611	710.870	21605.590
保険税ダミー	0.890	0.313	0.000	1.000
所得割	6.274	1.586	0.980	12.800
滞納繰越分収納率	0.165	0.083	0.000	1.000
滞納繰越分不納欠損率	0.085	0.077	0.000	0.712
被保険者あたり所得	560.137	191.742	137.913	3476.295
前期高齢者率	0.324	0.062	0.080	0.561
可住地面積あたり被保険者数	346.819	532.824	3.873	4295.490

左辺の被説明変数 y_{it} は現年分収納率である。右辺の説明変数は、Z_{it} が（財政要因）を示し、【被保険者あたり総務費】、【被保険者あたり国庫支出金（普通調整交付金）】、【被保険者あたり都道府県支出金（特別調整交付金）】、【被保険者あたり保険基盤安定（保険税軽減分）】を用いる。（保険料（税）要因）については、DUM_{it} が保険税ダミー、H_{it} が【所得割】である。（滞納繰越要因）M_{it} は【滞納繰越分収納率】と【滞納繰越分不納欠損率】を使用している。（環境要因）E_{it} は【被保険者あたり所得】、【前期高齢者率】、【可住地面積あたり被保険者数】を用いる。添え字 i は保険者で、t は各年度を示している。なお、変数の記述統計は表 3-1 で示す。

4. 国民健康保険事業における財政調整の推定結果

推定結果は表 3-2 に示している。ここではすべてのモデルにおいて、Hausman 検定が 1％水準で棄却されたため、固定効果モデルを採用する。また全体の傾向として、年度ダミーがマイナスに有意な結果となっていることから、【現年分収納率】が減少傾向にあることがわかる。

つぎに Model ごとに詳細に検討する。Model 1 と Model 2 では、全保険者を対象に【現年分収納率】に与える要因について分析を行った。Model 1 では、(財政要因)(保険料（税）要因)(滞納繰越要因）といった保険者に関する要因のみを変数に用いる。

Model 2 では、被保険者に関する（環境要因）でコントロールしたうえで、(財政要因)(保険料（税）要因）そして（滞納繰越要因）といった保険者に関する要因が【現年分収納率】に与える影響を検証している。(財政要因)に関して、【被保険者あたり総務費】には収納対策費が含まれているが、推定結果では収納率に与える影響は見られなかった。また、【被保険者あたり保険基盤安定（保険税軽減分)】も、収納率への効果を見いだせなかった。ただし、【被保険者あたり都道府県支出金（特別調整交付金)】は現年分収納率に対してプラスに有意に働く。特別調整交付金は、収納率を向上させる財政調整機能を発揮していることが伺える。また、Model 2 については、【被保険者あたり国庫支出金（普通調整交付金)】が弱いながらもマイナスに有意となった。

(保険料（税）要因）に関しては、保険税ダミーは有意とならなかった。【保険料】と保険税には法律上の差があるものの、保険者の運営では【現年分収納率】に対する影響に顕著な差がないと考えられる。または、保険税を採用している保険者が少なく、収納率に対する影響への有意な差を検出することができなかった可能性もある。保険料（税）の料率（税率）を用いた所得割は、現年分収納率に対して有意にマイナスとなった。そのため、保険料率（税率）の引き上げは、収納率の低下を招く恐れがあることが示された。

(滞納繰越要因）については、【滞納繰越分収納率】はプラスで有意となったが、【滞納繰越分不納欠損率】は有意な結果とならなかった。【滞納繰越分収納率】の上昇は保険者による徴収努力の反映であり、被保険者の納付意識を高めている可能性がある。ただし、【滞納繰越分不納欠損率】が有意でないことは、保険者による不納欠損処理は、収納率には影響を与えないという結果を示している。

Model 2 では、Model 1 の説明変数に加えて、被保険者あたり所得、前期高齢者率そして【可住地面積あたり被保険者数】といった（環境要因）をコントロールしている。この場合でも、Model 1 と同様の結果が得られた。被

表 3-2　可住地面積あたり被保険者数規模別の推定結果

現年分収納率	Model 1		Model 2		Model 3		Model 4	
	全保険者		全保険者		高集積保険者		低集積保険者	
	係数	t 値	係数	t 値	係数	t 値	係数	t 値
被保険者あたり総務費	0.0004	0.35	0.0004	0.40	0.0028	1.12	0.0017	0.75
被保険者あたり国庫支出金（普通調整交付金）	-0.0006	-1.42	-0.0008	-1.84*	-0.0007	-1.09	0.0017	1.63
被保険者あたり都道府県支出金（特別調整交付金）	0.0011	3.41***	0.0011	3.31***	0.0000	0.00	0.0012	2.23**
被保険者あたり保険基盤安定（保険税軽減分）	-0.0012	-0.64	-0.0025	-1.34	-0.0036	-1.09	0.0056	1.09
保険税ダミー	0.0025	0.52	0.0024	0.51	0.0066	0.97	-0.0002	-0.02
所得割	-0.0175	-6.76***	-0.0175	-6.75***	-0.0272	-4.16***	-0.0233	-4.22***
滞納繰越分収納率	0.0066	6.09***	0.0069	6.29***	0.0094	3.43***	0.0078	4.20***
滞納繰越分不納欠損率	0.0004	1.25	0.0004	1.12	0.0027	2.69***	0.0001	0.20
被保険者あたり所得			-0.0025	-0.93	-0.0058	-0.91	0.0125	2.34**
前期高齢者率			0.0293	4.09***	0.0138	1.38	0.0330	1.63
可住地面積あたり被保険者数			-0.0118	-1.05	-0.0217	-0.78	-0.0230	-0.92
2008 年度ダミー	-0.0037	-7.82***	-0.0030	-4.77***	-0.0043	-3.43***	-0.0042	-2.42**
2009 年度ダミー	-0.0065	-15.09***	-0.0066	-12.99***	-0.0090	-9.05***	-0.0048	-3.91***
定数項	-0.0407	-2.11**	0.0847	1.24	0.1646	0.80	-0.0511	-0.43
修正 R2 乗	0.1191		0.4236		0.1483		0.3567	
F 検定，Wald 検定	$F(1528,2366) = 51.180^{***}$		$F(1527,2361) = 34.600^{***}$		$F(388,596) = 48.820^{***}$		$F(359,451) = 18.740^{***}$	
Hausman 検定	$chi2(10) = 333.060^{***}$		$chi2(13) = 99.120^{***}$		$chi2(15) = 50.050^{***}$		$chi2(13) = 36.550^{***}$	
観察数	3905		3902		998		868	

備考 1）*、**、*** はそれぞれ有意水準 1 %、5 %、10% で帰無仮説を棄却し、統計的に有意であることを示す。
備考 2）パネル分析では、Hausman 検定を踏まえて固定効果モデルを採用している。

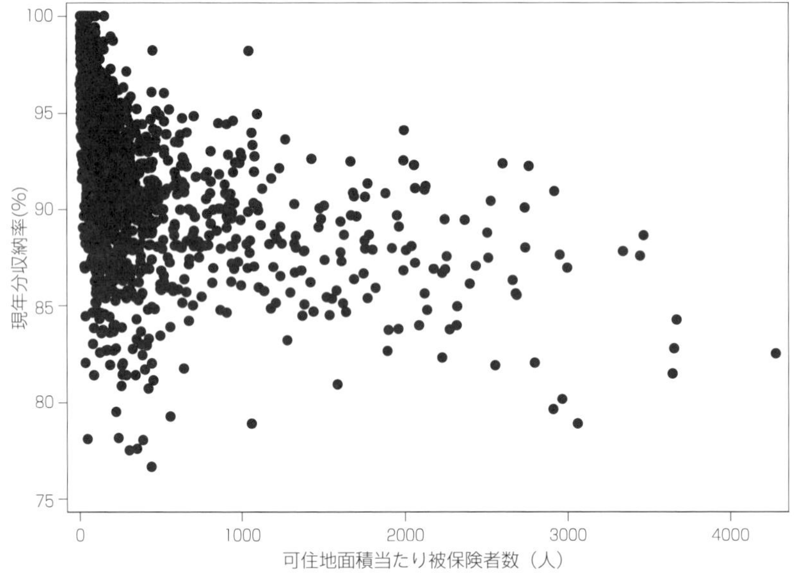

図 3-2　現年度分収納率と可住地面積あたり被保険者数（2010 年度）
出所）厚生労働省（2010）「国民健康保険事業状況報告書（事業年報）」より作成

保険者の状況を示す（環境要因）を考慮しても、推定結果に大きな変化が見られないことは、【現年分収納率】は被保険者よりむしろ保険者側の要因によって左右されていると考えられる。

さて、【現年分収納率】には地域性があることが知られている[34)]。図 3-2 で収納率と【可住地面積あたり被保険者数】の関係をみると、【可住地面積あたり被保険者数】が多い保険者ほど、収納率が低い傾向がある。すなわち被保険者の集積の程度が、収納率に影響を与えている可能性がある。そこで、【可住地面積あたり被保険者数】に関して 4 分位法を用い、データを区分して推定を行った。ここでは、第 1 四分位を〈低集積保険者〉とし、第 4 四分位を〈高集積保険者〉とした。これらの結果も表 3-2 に示されている。

34）たとえば田中（2005）なども収納率の地域性の存在を指摘している。

Model 3 は〈高集積保険者〉、Model 4 は〈低集積保険者〉の推定結果である。全保険者の推定結果と比べて、異なる結果についてのみ、下記にまとめる。

（財政要因）については、【被保険者あたり都道府県支出金（特別調整交付金)】が〈高集積保険者〉では有意に働かなかったが、〈低集積保険者〉ではプラスに有意な結果となった。したがって、都道府県支出金（特別調整交付金）による財政調整は、被保険者の集積が低い保険者に対して、【現年分収納率】を向上させる機能をもっているといえる。（滞納繰越要因）については、【滞納繰越分不納欠損率】が〈高集積保険者〉ではプラスに有意となった。〈高集積保険者〉は滞納処分に積極的であり、それが収納率の向上をもたらしている可能性を示唆している。

以上をまとめれば、（財政要因）（保険料（税）要因）（滞納繰越要因）は現年分未収率に影響を与えるが、その要因は被保険者の集積によって異なる結果が得られた。したがって、国民健康保険料（税）の収納対策には、被保険者数の集積を考慮して、徴収業務や、滞納繰越分や不納欠損への対応を採ることで、収納率を向上してゆくことが重要である。

5. 国民健康保険事業における財政調整の評価

本章では、厳しい国民健康保険財政の持続可能性を高めるため、国民健康保険料（税）の収納率に着目した。国民健康保険料（税）の現年分収納率には、被保険者の集積の違いによる地域性があることが認められる。また、さまざまな財政調整制度が入り込むことによって、収納率の向上が図られている。そこで、現年分収納率の要因について保険者データを用いて分析し、特に財政調整制度がもたらす収納率への影響を考察した。国民健康保険料（税）の収納に関する既存研究は乏しく、本研究によって新たな知見を得ることができた。本節では、得られた結果をまとめ、むすびとする。

被保険者の高集積保険者を除いて、特別調整交付金（都道府県）による財政調整は、現年分収納率を高める効果をもっている。しかしながら、普通調整交付金（国）や保険基盤安定繰入金（市町村）については、現年分収納率を向上させるように働いていない。また、滞納繰越分収納率の上昇は、現年分収納率を高めている。そのため、滞納繰越分であっても、確実に収納してゆくことが、現年分収納率の向上にも資するといえる。

国民健康保険財政の持続可能性を高めるために収納率を向上させるには、普通調整交付金（国）のようにペナルティを科すのではなく、または保険基盤安定繰入金（市町村）のように補助を与えるのではなく、特別調整交付金（都道府県）のような形で収納率に対してインセンティブを与えることが必要である。

なお、特別調整交付金は都道府県支出金の一部であり、保険者の収納率の向上には、都道府県単位の取り組みが不可欠であることが示唆される。現実的に国民健康保険制度は都道府県単位の広域化が検討されており、収納業務についても共同実施の取り組みや収納率目標の設定が図られている。これらのような収納業務における広域的な取り組みを進めることが、国民健康保険財政の持続可能性の向上にとって重要だといえる。

第Ⅱ部　給付事業の効率性に関する分析

序　章

第Ⅰ部では、社会保障の歳出の抑制と財源の確保について、事務事業を中心に検討してきた。だが社会保障の歳出には、事務事業費以外に給付事業費があり、社会保障費の大半を給付事業費が占めている。第Ⅱ部では給付事業について、その歴史的変遷を概観しつつ、給付事業が抱えている財政的な問題をとりあげてゆきたい。

社会保障給付の変遷を紐解くと戦後の混乱期に遡る。戦後、栄養改善と伝染病の予防が叫ばれるなかで、社会保障は栄養や衛生の改善、医療法や医師法などの基本法の創設、さらに病院や診療所などの医療提供の基盤の整備を積極的に行った。高度経済成長期に入り、社会経済の発展とともに、国民の生活水準は向上し、社会保障の給付の拡充が促された。国民皆保険制度の実現、老人医療費の無料化、被用者保険の家族 7 割給付、高額療養費制度の創設をはじめ、相次ぐ制度の制定とともに、社会保障給付は急激に拡充し、1970 年代には「福祉元年」と呼ばれ、先進国の福祉国家の仲間入りを果たすこととなった。

ところが、充実した社会保障の給付水準を持ってしまったために、その後の制度改革は苦難の連続となった。その背景には、高度経済成長の終焉による社会経済の劇的な変化が要因がある。右肩上がりの社会経済の状況では、なんとか維持することができた社会保障給付の水準も、バブル景気を経て経済の体質が変わり、制度そのものを守り続けることが難しくなった。景気の低迷と財政状況の悪化によって、社会保障の見直しが求められ、給付水準の適正化や効率的な給付体制について論じられるようになってきた。さらに諸外国のなかでも、類を見ない速度で進む少子高齢化も重なり、高齢者に提供される給付のあり方が適正なのかという疑問の声が高まった。

社会経済の変化とともに、行政は給付の在りかたについて見直しつつある。たとえば、特定健診や保健指導など予防事業を行うことで、患者や利用者の量の削減を通じて、医療費の費用の抑制を目指したり、医療や介護の各分野の従事者や施設を有効に活用することで、効率的に資源を利用しようとしている。さらには、保健、医療そして介護の境をとって、包括的に地域医療を実施することで、分野間の機能分化と連携強化を通して総費用の抑制を図ろうとしている。

以上を踏まえ、第Ⅱ部では、事業費のなかでも給付の提供体制に着目し、社会経済の変化から給付体制について概観しつつ、今後求められる医療や介護の給付のあり方について検証する。第4章では、医療保険の給付体制、なかでも自治体病院について分析を行う。国民の生活の身近な医療機関である自治体病院に着目し、各医療機関の経営効率性を検証した論文は多数ある。野竿（2007）、熊谷（2007）、佐藤（2007）は補助金や経営形態から、中山（2009）、元橋（2009）は医療サービスの供給を対象に、医療機関の効率性について論じている。本書では、自治体病院の効率性について経営の改善を考慮しつつも、病床規模や機能にも着目し、医療機関内の機能分化や周辺地域の医療機関との連携が与える効果について、効率性分析と要因分析を用いて検証する。

第5章では介護保険の給付体制を取り上げ、各サービスの機能分化と連携について分析を行う。介護保険制度のサービスに着目し将来推定などを行っている既存研究には、田近・菊池（2003）や菊池（2008）などがある。田近・菊池（2003）は、介護サービスを居宅サービスと施設サービスに分け、それぞれの費用の将来推定を実施している。また菊池（2008）は、介護3施設（介護老人福祉施設、介護老人保健施設、介護療養型医療施設）に加えて、地域密着型サービスの有料老人ホームなどを含めた施設系サービスも取り上げ、施設系サービスの受給者数、費用、第1号被保険者の保険料は、介護財政で大きなシェアを占めていることを示した。

本書では、先行研究の動向を踏まえ、居宅サービス、地域密着型サービスそして施設サービスの各サービス間の関係に着目し、サービスが介護財政に与える影響について操作変数法を用いて分析を行った。具体的には、受給者数と1人あたり費用から、地域密着型サービスの受給率が居宅サービス受給率と施設サービス受給率にどのような影響を与えているかを明らかにし、

1人あたり施設費用を介して介護総費用を抑制しているかどうかを検証した。

第6章では保健と医療、第7章では医療と介護の分野をまたがる形で有効なサービス提供の体制を考察する。第6章については、保健行政が行う予防活動が医療費の削減に与える影響について明らかにしている。予防に関する先行研究は、竹森（1996)、武田（1998)、高橋（2008）などの公衆衛生分野からのアプローチや Kenkel（2000)、山田・山田（2002)、井伊・大日（2002）などの経済的な視点からアプローチなど多岐にわたる。本書では、急増する社会保障給付費の要因として医療費、とくに糖尿病医療費に着目し、保健行政が行う発症予防の早期発見と、重篤症状の早期治療などの予防活動が医療費の抑制に影響があるかどうかについて、受診率を外生変数として用いる場合と、内生変数として用いる場合の2つの視点から実証分析を行う。

第7章では、介護と医療との領域から給付体制の分析を行う。介護の長期推計を行った先行研究には田近・油井（2001、2003）や田近・菊池（2003、2004）がある。また医療と介護を併せて長期推計を行った研究に Fukui, Iwamoto（2006)、岩本・福井（2007）が世代ごとの医療・介護費用の生涯負担を計算している。本書ではとくに、介護保険サービスのなかでも施設サービスの1つである特別養護老人ホームに着目し、施設待機者の問題を介護サービス間の機能分化に加え、医療と介護の機能分化の2つの視点から医療と介護費用の抑制が実現するかどうかを示す。具体的には、入所待機者の需要をすべて満たした場合や一定の者に限定した場合などを想定し、介護総費用を推定し、医療施設から介護施設への異動に伴う医療費用の軽減や施設入所による介護者の経済的な機会費用についても推定し、介護総費用の抑制方法を検討する。

第４章
自治体病院の機能分化と地域医療連携

1．自治体病院を取り巻く諸問題

国民医療費の高い水準の伸びに伴い、医療保険財政は慢性的な赤字に陥っている。厚生労働省の社会保障給付費の見通しによれば、国内の医療消費の指標となる国民医療費は、1990 年には 20.6 兆円であったのが、2025 年には 60 兆円を超えると推定されている。

行政は、地域医療再生の視点から医療の提供体制の見直しを実施してきた[35)]。厚生労働省は、従来の大規模病院を軸とした階層的な量的確保から、2006 年の第 5 次医療法改正において効率的な医療提供体制の構築を目指し、限られた医療資源に対し、機能の分化と連携推進を行った。また 2007 年度には総務省を中心に、地域の医療機関の再編とネットワーク化を盛り込んだ「公立病院改革プラン」の作成を自治体病院に義務付けた。さらに 2009 年には、都道府県ごとの医師確保と効率的な提供体制の構築を目的とした「地域医療再生基金」を設置した。

一方で、地域医療の中核となる自治体病院に対し、経営の立て直しを図った。厚生労働省（2010）「医療施設調査」によれば、自治体病院の 6 割以上

35）医療法第 30 条には、都道府県は当該地域の医療圏の設定や基準病床数の検討など 5 年毎に医療計画を見直し、日常生活圏で必要とされる医療の確保を規定している。

が赤字となっている。経常損失の合計は2003年度の932億円から2009年度では1,517億円に上り、累積欠損金は2兆1,571億円に達した。単年度と累積の双方の赤字の原因には、自治体病院の幅広い一般診療に加え、産科や小児科といった不採算医療、救急医療などの高度医療そして不採算地区への僻地医療があげられる[36)]。

自治体病院は多様である。その数は、2009年度で916病院216,135病床数ある。一般病院、結核病院そして精神科病院に分かれており、94.8%（868病院）が一般病院である。病床規模は、一般病院の400床以上の大規模病院と100床未満の小規模病院で全体の5割弱を占める。規模が異なると役割も違う。大規模病院は県や二次医療圏で中核的役割を担い、救急高度医療や高度先端医療などを提供している。中小規模病院は中核的役割を果たしている医療機関もあるものの、大半が他の民間病院と競合している可能性が高い。

また、自治体病院の2割を占める不採算地区病院は、立地の面で他の医療機関よりも不利な状況にある。不採算地区病院は、1）所有病床100床未満又は1日平均入院患者数100人未満、2）当該地域に他に一般病院が存在しないといった条件に該当し、個々の医療機関の自助努力で採算があうのが難しく、効率性を発揮するのが難しい[37)]。したがって不採算地区病院では医療資源に限界があるため、必要最低限の医療提供を行っており、効率性が働かない可能性が高い。

このように自治体病院は多様な構造をもっているにもかかわらず、行政は

36）政策医療機能には、(1) 救急救命センターや医師の研修など高度医療の提供、(2) 山間僻地、離島など僻地地域の医療の提供、(3) 成人病センター、がんセンター、小児医療センター等、先駆的医療の提供、(4) 精神病院、結核病院、リハビリテーション病院など特殊医療の提供がある。

37）総務省（2009）「公立病院に関する財政措置の改正要件」に基づき「不採算地区病院」の運営費にかかわる財政措置の適用要件が以下のように変更され、過疎地に関する財政措置の充実が行われている。「病床数100床未満かつ一日平均外来患者数200人未満」等の規模要件を「病床数150床未満」に緩和し、「当該市町村内に一般病院が存在しないこと」等の地域要件を「直近の一般病院までの移動距離が15キロメートル以上、又は、国勢調査の「人口集中地区」以外の区域に所在」に変更し、算定における単価の増額などの改正を実施している。

一括した政策を実施してきた。近年では400床以上の病床規模を境に診療報酬点数の明細書の義務化や診療報酬改定区分といった政策が行われたが、病床規模に応じて入院医療費の伸び率が異なる結果となった。

行政は、悪化する医療保険財政に対し、地域医療再生という視点から医療の機関分化と連携推進を実施してきた。しかし、地域医療の中核を担う自治体病院は経営悪化に陥っており、その改善も併せて検討していくことが重要である。自治体病院は病床規模や立地条件によって経営構造が大きく異なっており、これらの特徴を加味したうえで行政政策と経営体制との関係を検証することが必要である。

自治体病院の効率性について論じた先行研究は多数ある[38)]。それらの研究は、補助金や経営形態に着目した研究と、医療サービスの供給に着目した研究に大別される。

補助金や経営形態については、野竿（2007）が補助金を用いての行政の事後的救済が自治体病院経営の非効率性を招いていると述べている。熊谷（2007）は、自治体病院の補助金繰入金の公平性を検証し、外来サービスの利用が低所得者に有利で、補助金比率は高所得者に有利であることを明らかにし、水平的な不公平があると示唆している。佐藤（2007）は、医業損失が生じている自治体病院では、医療サービスの財源補填に即した補助金が交付されていないことを示している。

医療サービスの供給については、中山（2009）は1999年から2006年の愛知県の公立病院を対象にDEA（Data Envelope Analysis）のMalmquist指標を用い経年的な変化を計測し、半数以上の病院で経営が改善していないことを明らかにしている。元橋（2009）が2005年と2008年の2時点のデータでDEAのMalmquist指標を用い、自治体病院の生産性は医療法人の生産性と比べて高いことを示している。

以上のように先行研究では、経営形態や補助金そして生産性に着目し、自

38）たとえば、青木・漆（1994）、河口（2008）、冨岡（2008）、中山（2004）、松田（2009）、南商・郡司（1994）、Aoki, Bhattacharya, Yoshikawa and Nakahara（1996）、Hollingsworth（2003）、Register and Bruning（1987）などがある。

治体病院の効率性を論じてきた。しかしながら医療提供体制に着目し、各医療機関の機能分化や周辺医療機関との連携推進を論じた研究はない。また、自治体病院の政策医療については考慮しつつも、その多様な経営構造について検討した論文はない。

そこで本章では、400床以上を大規模病院、400床未満を中小規模病院に区別し、病床規模に応じた自治体病院の効率的な経営体制について明らかにする。なお、不採算地区病院のデータには外れ値が多く、予備的分析から一定の法則性が見出すことが難しい。不採算地区病院では、過疎地医療の充実のため、運営費と施設整備費に対し財政的措置が行われている。そのため、不採算地区病院と他の病院を一律に扱うことはできないことから、本書では不採算病院のデータを除外する。

以下、次節では、分析方法の説明とともにデータ及びモデルを示す。3節で推定結果について述べる。4節では分析結果の考察を加えて今後の地域医療体制の方向性を提示しまとめとする。

2. 自治体病院の経営効率化の検証

2.1　仮説ならびに推定モデルの説明

まず一般病床をもつ自治体病院経営の効率値を、DEAのWindow分析で推計し、続いて得られた効率値を用い、トービットモデルで要因分析を行う。

いくつかの先行研究では、時系列データの効率値の推計にMalmquist指標を用いている。この指標は、効率性フロンティアからの距離の変化を推計したCatch-up指標と2時点間の変化率を推計したFrontier shift指数を乗じた指標で、各自治体病院の2時点の変化率を推計している[39]。

しかし、前節の問題意識でも示したように、本書において明らかにしたい点は、個々の自治体病院の経営効率値の変化率ではなく、類似の規模の病院の経営効率性の相対的な差である。他の自治体病院に比べ相対的に効率的で

39) 本章でも、大規模病院と中小規模病院に分類し、個々の自治体病院のMalmquist指標を算出し、その変化率が小さいことを確認している。

あるか否かを示すため、時系列の相対的効率値を推計できる Window 分析を用いた。

DEA には、時系列を相対的に推計する Window 分析がある。まず、ある期の自治体病院を評価するのに、他の期の自治体病院を別事業体として捉える。全期分を対象に効率値を推計し、次に 1 期ずらし同様の計算を行い、相対的効率値を推計する方法である。このとき、各 DMU_i（$i=1,\cdots,n$）が t 期間ある場合、DMU_i（$i=1,\cdots,n$）の入力変数は $x_{i,l,t}$（$l=1,\cdots,n$）、出力変数は $y_{i,m,t}$（$m=1,\cdots,n$）とし、分析対象とする期間が S 期であれば $i\times S$ の DMU を対象として DEA を行う。このように、ある期の自治体病院を評価するのに他の医療機関と比較し、相対的に効率値を推計する。

つぎに、Window 分析で推計した効率値を用い、その値の違いが何によるものであるかを分析する。要因分析では下式で示されるトービットモデルを用いる。Window 分析によって推計した効率値（$Efficiency_{i,t}$）を被説明変数に、$X_{i,t}$ に各自治体病院の医療資源、外来・入院関連要因そして周辺二次医療圏の医療資源を説明変数とする。ここで、添え字 i は自治体病院を、t は 2004 年から 2008 年の時点、$\varepsilon_{i,t}$ は誤差項を表す。

$$Efficiency^*_{i,t} = \alpha + \beta_i X_{i,t} + \varepsilon_{i,t}$$

$$Efficiency_{i,t} = 0, \qquad if\ Efficiency^*_{i,t} \leq 0,$$

$$Efficiency_{i,t} = Efficiency^*_{i,t}, \qquad if\ Efficiency^*_{i,t} > 0,$$

2.2　データならびに変数の説明

主たるデータとして、総務省「地方公営企業年鑑」にある全国の自治体病院の個票データを用いる。なお、対象期間中に自治体病院の統合、診療所化、売却・壌渡などがあった場合はサンプルから除外した。

効率性分析については次の変数を用いる。投入項目には【一日あたり全職員給与費】【一日あたり材料費（薬剤費と注射費を含む）】【一日あたり減価償却費】【全病床数】の 4 変数を用いる。【一日あたり全職員給与費】については、実労働時間を反映するため、日勤や夜勤の超過勤務、時間外勤務そして集中治療室などの特殊勤務を包括した変数として用いている。また実施した治療に用いる原料費として、薬品費、注射費そして医療材料費を含む【一日あたり材料費】を採用する。検査機器や建物など資本変数には【一日あたり減価償却費】を取り上げる[40)]。

出力項目には、患者一人あたり【一日あたり入院収益】と【一日あたり外来収益】、そして【他会計負担金】の3変数を使用する。ここでは、疾患の重症度や治療内容等の実態を把握するため、それぞれの収益を採用し、不採算医療への補助金として「他会計負担金」を用いている。

以上の変数を効率性分析に用いるが、採算性を考慮した経営効率性の評価だけでなく、適切な人材配置と医療技術が提供されているかといった技術的効率性も加味するため、モデルは生産関数を使用する。

要因分析については次の通りである。被説明変数は、効率性分析で産出した効率値を取り上げる。説明変数には、総務省「地方公営企業年鑑」を各自治体病院の財務データとして用い、厚生労働省「医療施設調査」を周辺医療機関のデータとして使用する。各自治体病院については、医療資源要因が6変数、入院関連要因が6変数、外来関連要因が7変数とする。周囲の医療機関のデータについては医療資源要因の5変数と在宅医療要因の6変数を使用する[41)]。各データの出所と記述統計については表4-1に示す。

3. 自治体病院の経営効率化の推定結果

前節の分析方法をもとに、表4-2に「中小規模病院」を、表4-3に「大規模病院」の推定結果を示した。

40）設備投資によって「減価償却費」が各年度に変動することが考えられる。この点からも、時系列を扱うWindow分析が望ましい。

41）医療法第30条で、「特殊な医療を除く一般的な医療サービスを提供する医療圏は、地理的条件等の自然的条件及び日常生活の需要の充足状況、交通事情等の社会的条件を考慮して、一体の区域として病院における入院に係る医療を提供する体制の確保を図ることが相当であると認められるものを単位する」とし、二次医療圏をあげている。したがって本章では周辺医療機関との連携を評価するのに、二次医療圏単位のデータを用いる。

3.1　医療資源と病院経営の効率性

自治体病院の医療資源については以下の結果が得られた。

病床数では、中小規模病院と大規模病院ともに【一般病床数】が 2 次関数で負に有意な結果となり、一定以上の病床数を確保しなければ効率値が上昇しないことが明らかとなった。また職員数は、病床規模を問わず、【一病床あたり看護師数】と【一病床あたり医療技術者数】が負に、【一病床あたり事務員数】が正に有意となった。一方、【一病床あたり医師数】については中小規模病院では正に有意になるが、大規模病院では有意な結果が得られなかった。

このことから、病床規模を問わず、必要最小限の一般病床数の確保と最適病床に見合う看護師数と医療技術者数の確保が効率的になる。医師確保については大規模病院では有意な結果が得られず、中小規模病院が効率的であることが明らかとなった。

また、限界効果の値を比べると、【一般病床数】の値が非常に小さく、一方【一病床あたりの事務員数】と【一病床あたり医師数】の値が大きく、【一病床あたり看護師数】が最も低い値となった[42)]。

3.2　病床規模別にみた入院医療の効率性

入院運用では病床稼働率と治療内容に着目した。中小規模病院の稼働率は、【一般病床平均在院日数】は正に、【一般病床利用率】の 2 次関数で負であったが、大規模病院では、【一般病床平均在院日数】と【一般病床利用率】の 2 次関数ともに負に有意な結果となった。したがって、中小規模病院では、病床利用率を確保しながら一定の平均在院日数で稼働することが効率的な運用となる。大規模病院は、平均在院日数の短縮化と病床利用率の確保を併せて行うことが重要であることが明らかとなった。

治療内容について、中小規模病院は【検査費割合】が正に、【注射費割合】と【処置費・手術費割合】が負に有意となったが、大規模病院では【処置費・

---

42) 限界効果とは、サービスが一単位増加したときに得られる効率値の増加分を指す。

表 4-1　データの出所と記述統計

要因		変数	定義
効率性分析	出力項目	一日あたり入院収益 一日あたり外来収益 他会計負担金	一日あたり入院収益 一日あたり外来収益 他会計負担金
	投入項目	一日あたり全職員給与費 一日あたり減価償却費 一日あたり材料費 全病床数	一日あたり全職員給与 一日あたり減価償却費 一日あたり材料費 全病床数

要因				変数	定義
要因分析	自治体病院	医療資源		一般病床数 救急病床数 一病床あたり医師数 一病床あたり看護師数 一病床あたり医療技術者数 一病床あたり事務員数	一般病床数 救急病床数 医師数／全病床数 看護師数／全病床数 医療技術者数／全病床数 事務員数／全病床数
		入院関連		一般病床利用率 一般病床平均在院日数 注射費割合 処置費・手術費割合 検査費割合 放射線費割合	一般病床利用率 一般病床平均在院日数 一日あたり注射費／入院医療費 一日あたり処置・手術費／入院医療費 一日あたり検査費／入院医療費 一日あたり放射線費／入院医療費
		外来関連		一日あたり平均外来患者数 注射費割合 処置費・手術費割合 検査費割合 放射線費割合 初診料割合 再診料割合	一日あたり平均外来患者数 一日あたり注射費／外来医療費 一日あたり処置・手術費／外来医療費 一日あたり検査費／外来医療費 一日あたり放射線費／外来医療費 一日あたり初診料／外来医療費 一日あたり再診料／外来医療費
	周辺医療機関	医療資源		病院数 一般病床数 全病床数	病院数 一般病床数 全病床数
				一般病床利用率 全病床利用率	一般病床利用率 全病床利用率
		在宅医療サービス	医療保険	在宅サービス実施施設数 一施設あたり往診実施件数 一施設あたり在宅訪問看護実施件数	在宅サービス実施施設数 往診実施件数／往診施設数 訪問看護実施件数／訪問看護施設数
			介護保険	在宅サービス実施施設数 一施設あたり居宅療養管理指導実施件数 一施設あたり在宅訪問看護実施件数	在宅サービス実施施設数 管理指導実施件数／管理指導施設数 訪問看護実施件数／訪問看護施設数

データ出所	平均	標準偏差	最小	最大
地方公営企業経営研究会編「地方公営企業年鑑病院事業」2004 年度から 2008 年度	33,407	10,225	11,478	95,568
	9,275	4,607	2,935	116,118
	135,229	229,045	0	2,148,258
	2,706,707	2,084,975	141,616	13,300,000
	381,989	411,877	3,528	3,397,309
	694,302	721,435	2,232	6,101,012
	292	186	25	1,082

データ出所	平均	標準偏差	最小	最大
地方公営企業経営研究会編「地方公営企業年鑑病院事業」2004 年度から 2008 年度	221	182	3	975
	8	9	1	100
	0.10	0.05	0.00	1.34
	0.53	0.19	0.03	6.89
	0.15	0.06	0.01	1.80
	0.08	0.04	0.00	0.94
地方公営企業経営研究会編「地方公営企業年鑑病院事業」2004 年度から 2008 年度	76.16	15.37	10.80	120.20
	21	10	1	185
	9.00	3.39	0.01	29.25
	16.03	9.28	0.00	56.27
	4.95	1.63	0.01	15.76
	2.99	1.22	0.01	13.76
地方公営企業経営研究会編「地方公営企業年鑑病院事業」2004 年度から 2008 年度	505	423	7	3,646
	8.73	6.42	0.01	62.51
	9.76	8.75	0.00	60.24
	20.78	6.96	1.11	54.49
	11.11	5.89	0.01	36.37
	4.38	2.72	0.25	44.51
	10.76	7.14	0.66	61.61
厚生労働省大臣官房統計情報部「医療施設調査」2002 年度，2005 年度	29	30	1	251
	5,301	5,603	54	43,420
	2,950	3,393	52	26,140
厚生労働省大臣官房統計情報部「病院報告」2004 年度から 2008 年度	83.07	5.64	35.50	95.40
	78.01	6.12	35.50	94.10
厚生労働省大臣官房統計情報部「医療施設調査」2002 年度，2005 年度	19	18	0	145
	8	10	0	170
	6	20	0	305
	8	7	0	52
	21	18	0	188
	13	41	0	617

表 4-2　推定結果：中小規模病院

				Model 1.0		Model 1.1	
				係数	限界効果	係数	限界効果
自治体病院	医療資源		一般病床数^2	-7.90.E-07	-6.43.E-07***	-6.65.E-07	-5.48.E-07***
			救急病床数	-0.0012	-0.0010	-0.0008	-0.0006
			一病床あたり医師数	0.1759	0.1432*	0.3463	0.2854***
			一病床あたり看護師数	-0.0631	-0.0514**	-0.0833	-0.0686***
			一病床あたり医療技術者数	-0.1832	-0.1492**	-0.1803	-0.1486**
			一病床あたり事務員数	0.4032	0.3282***	0.4057	0.3344***
	入院関連		一般病床利用率^2			-1.01.E-07	-8.36.E-08*
			一般病床平均在院日数			0.0012	0.0010***
			注射費割合			-0.0026	-0.0022**
			処置費・手術費割合			-0.0024	-0.0020***
			検査費割合			0.0054	0.0044**
			放射線費割合			-0.0032	-0.0026
	外来関連		一日あたり平均外来患者数				
			注射費割合				
			処置費・手術費割合				
			検査費割合				
			放射線費割合				
			初診料割合				
			再診料割合				
周辺医療機関	医療資源		病院数				
			一般病床数				
			全病床数				
			一般病床利用率				
			全病床利用率				
	在宅医療サービス	医療保険	在宅施設数				
			往　診				
			在宅患者訪問看護				
		介護保険	在宅サービス実施施設				
			居宅療養管理指導				
			訪問看護				
個別・年度ダミー			都道府県病院ダミー	0.0938	0.0814**	0.1060	0.0936***
			市病院ダミー	0.0279	0.0227	0.0323	0.0266
			町村病院ダミー	0.0185	0.0152	0.0188	0.0156
			2005 年度ダミー	0.0002	0.0001	0.0017	0.0014
			2006 年度ダミー	0.0010	0.0008	0.0051	0.0043
			2007 年度ダミー	0.0096	0.0079**	0.0149	0.0124***
			2008 年度ダミー	0.0229	0.0189***	0.0256	0.0215***
			constant	0.2176	***	0.2193	***
			Log likelihood	2184.4997		2208.8825	
			AIC	-4336.9990		-4373.7650	
			Number of obs	1920		1920	

備考）***、** と * は有意水準 1%、5% と 10% のそれぞれで、係数と限界効果が 0 とは異なることを示す。

Model 1.2		Model 1.3		Model 1.4	
係数	限界効果	係数	限界効果	係数	限界効果
2.61.E-07	2.23.E-07*	-7.56.E-07	-6.17.E-07***	-7.88.E-07	-6.42.E-07***
-0.0004	-0.0003	-0.0013	-0.0011	-0.0012	-0.0010
0.4701	0.4008***	0.1882	0.1535*	0.1760	0.1433*
-0.0682	-0.0581**	-0.0669	-0.0546**	-0.0637	-0.0519**
-0.1766	-0.1506**	-0.1871	-0.1526	-0.1881	-0.1532**
0.2960	0.2524***	0.4139	0.3376***	0.4148	0.3379***
-0.0002	-0.0002***				
-0.0028	-0.0024***				
-0.0010	-0.0009**				
0.0005	0.0004				
-0.0062	-0.0053***				
-0.0045	-0.0038***				
0.0011	0.0009*				
		-0.0015	-0.0012		
		-1.05.E-05	-8.57.E-06*		
		8.61.E-06	7.02.E-06		
		0.0011	0.0009		
		-0.0004	-0.0003		
				-0.0002	-0.0002
				3.04.E-05	2.48.E-05
				-9.50.E-06	-7.74.E-06
				0.0004	0.0003
				-1.96.E-05	-1.60.E-05
				0.0001	0.0001*
0.1036	0.0938**	0.0918	0.0797*	0.0882	0.0763**
0.0347	0.0296	0.0256	0.0209	0.0225	0.0183
0.0191	0.0164	0.0163	0.0134	0.0127	0.0104
0.0005	0.0004	0.0002	0.0002	0.0002	0.0002
-0.0026	-0.0022	0.0011	0.0009	0.0011	0.0009
0.0025	0.0022	0.0097	0.0080**	0.0097	0.0079**
0.0142	0.0122***	0.0271	0.0226***	0.0185	0.0153***
0.3529	***	0.1596	*	0.2242	***
2292.6013		2188.9141		2185.6981	
-4539.2030		-4329.8280		-4327.3960	
1920		1920		1920	

表 4-3　推定結果：大規模病院

			Model 1.0		Model 1.1	
			係数	限界効果	係数	限界効果
自治体病院	医療資源	一般病床数^2	-6.42.E-07	-6.42.E-07***	-6.68.E-07	-6.68.E-07***
		救急病床数	-0.0001	-0.0001	0.0001	0.0001
		一病床あたり医師数	-0.0206	-0.0206	0.0183	0.0183
		一病床あたり看護師数	-0.1414	-0.1414***	-0.0678	-0.0678***
		一病床あたり医療技術者数	-0.6189	-0.6185***	-0.5697	-0.5696***
		一病床あたり事務員数	0.8747	0.8742**	0.7564	0.7562**
	入院関連	一般病床利用率^2			-1.67.E-05	-1.67.E-05***
		一般病床平均在院日数			-0.0022	-0.0022**
		注射費割合			-0.0005	-0.0005
		処置費・手術費割合			0.0019	0.0019***
		検査費割合			0.0023	0.0023
		放射線費割合			-0.0054	-0.0054
	外来関連	一日あたり平均外来患者数				
		注射費割合				
		処置費・手術費割合				
		検査費割合				
		放射線費割合				
		初診料割合				
		再診料割合				
周辺医療機関	医療資源	病院数				
		一般病床数				
		全病床数				
		一般病床利用率				
		全病床利用率				
	在宅医療サービス（医療保険）	在宅施設数				
		往診				
		在宅患者訪問看護				
	在宅医療サービス（介護保険）	在宅サービス実施施設				
		居宅療養管理指導				
		訪問看護				
個別・年度ダミー		都道府県病院ダミー	0.0345	0.0345	0.0302	0.0302
		市病院ダミー	-0.0361	-0.0361	-0.0343	-0.0343
		町村病院ダミー	-0.0775	-0.0775*	-0.0688	-0.0688
		2005 年度ダミー	0.0142	0.0142***	0.0090	0.0090*
		2006 年度ダミー	0.0264	0.0264***	0.0135	0.0135**
		2007 年度ダミー	0.0517	0.0516***	0.0290	0.0290***
		2008 年度ダミー	0.0848	0.0847***	0.0546	0.0545***
		constant	0.9599	***	1.0391	***
		Log likelihood	993.9132		1027.1088	
		AIC	-1955.8260		-2010.2180	
		Number of obs	690		690	

備考）***、**と*は有意水準 1%、5% と 10% のそれぞれで、係数と限界効果が 0 とは異なることを示す。

Model 1.2		Model 1.3		Model 1.4	
係数	限界効果	係数	限界効果	係数	限界効果
-4.58.E-07	-4.58.E-07***	-6.50.E-07	-6.49.E-07***	-6.50.E-07	-6.50.E-07***
-0.0004	-0.0004	-0.0003	-0.0003	-0.0002	-0.0002
0.0782	0.0782	-0.0097	-0.0097	0.0008	0.0008
-0.1237	-0.1237**	-0.1315	-0.1315***	-0.1377	-0.1376*
-0.3626	-0.3625*	-0.6646	-0.6642***	-0.6453	-0.6449***
0.8485	0.8483***	0.8574	0.8570***	0.8611	0.8605***
-0.0001	-0.0001***				
-0.0011	-0.0011				
-0.0005	-0.0005				
0.0024	0.0024**				
-0.0011	-0.0011				
4.98.E-05	4.98.E-05*				
-0.0040	-0.0040**				
		-0.0013	-0.0013		
		2.84.E-06	2.84.E-06		
		9.25.E-06	9.25.E-06		
		0.0052	0.0052**		
		-0.0050	-0.0050**		
				0.0012	0.0012**
				0.0006	0.0006
				-0.0001	-0.0001
				-0.0023	-0.0023*
				-0.0001	-0.0001
				-2.92.E-05	-2.92.E-05
0.0294	0.0294	0.0660	0.0659*	0.0556	0.0555
-0.0152	-0.0152	-0.0088	-0.0088	-0.0143	-0.0143
-0.0523	-0.0523	-0.0414	-0.0414	-0.0540	-0.0540
0.0106	0.0106**	0.0143	0.0143***	0.0143	0.0143***
0.0163	0.0163***	0.0267	0.0266***	0.0266	0.0266***
0.0382	0.0382	0.0519	0.0519***	0.0519	0.0518***
0.0661	0.0661	0.0822	0.0820***	0.0938	0.0936***
0.9495		0.8886	***	0.9347	
1003.5475		673.1700		997.5588	
-1961.0950		-1949.3020		-1951.1180	
690		690		690	

手術費割合】のみ正に有意となった。したがって中小規模病院では、経営上【検査費割合】が多いと収益が上昇するが、【注射費割合】や【処置費・手術費割合】がかさむと収益が減少する可能性が高い。大規模病院では、【処置費・手術費割合】の件数が多いほど収益が伸びるが、それ以外の【注射費割合】【検査費割合】【放射線費割合】の要因については収益に影響を与えない結果となった。

3.3　病床規模別にみた外来医療の効率性

続いて外来の運用では患者数と治療内容に着目した。中小規模病院では、【一日あたり平均外来患者数】【注射費割合】【検査費割合】【放射線費割合】【初診料割合】が負に、【再診料割合】が正に有意な結果となった。中小規模病院で提供される外来医療の大半は非効率に働きつつも、再診患者の割合が大きいほど効率的な経営が行われていることが示された。

大規模病院については、【一日あたり平均外来患者数】【再診料割合】が負となるが、【検査費割合】【初診料割合】は正に有意となった。つまり大規模病院の外来機能については検査を主に、初診患者の獲得に重きをおくことが効果的であることが示された。

3.4　周辺の医療機関との連携の効率性

周辺二次医療圏の医療資源が当該自治体病院に及ぼす影響を分析した。ここでは施設数として【病院数】、病床数として【一般病床数】と【全病床数】、病床コントロールとして【一般病床利用率】と【全病床利用率】を変数として取り上げた。

その結果、中小規模病院では、【一般病床数】が正に有意に働くが、大規模病院では【一般病床利用率】が正に、【全病床利用率】が負に有意となった。しかも、これら変数の限界効果は、大規模病院のほうが中小規模病院よりも全体的に値が大きい結果となった。

このことから、中小規模病院では周辺医療機関の一般病床数の確保が効果的な経営を図るうえで有効であるが、大規模病院では医療資源をいかに運用するかが重要であり、しかも経営効率化を図るうえで、大規模病院がより周辺地域の医療機関の影響を受けやすいことが明らかとなった。

3.5　医療機関と在宅医療との連携の効率性

中小規模病院では、介護保険適用の【一施設あたりの在宅訪問看護実施件数】が正に有意であるが、大規模病院では医療保険適用の【在宅サービス実施施設】が正に、介護保険適用の【在宅サービス実施施設】が負に有意な結果となった。つまり、中小規模病院は介護保険適用の訪問看護サービスの確保が在宅医療を行ううえで効果的である一方、大規模病院では医療保険適用の在宅医療施設の確保が重要であることが示された。

4. 自治体病院の効率性の評価

本章では、自治体病院経営の効率性の視点から各医療機関の機能と周辺医療機関との連携を評価し以下の結果が得られた。

第1に、各自治体病院の医療資源について病床数と職員配置が病院経営に寄与していることが明らかとなった。中小規模病院では200床前後、大規模病院では500床前後で、効率値が最大になることが示された。

また職員配置について、一病床数あたり医師数が大規模病院では有意にならなかったが、中小規模病院については一定の確保が必要であるという結果となった。したがって、中小規模病院を中心に医師の確保を進めていくことが有効であると考えられる。

第2に、自治体病院の運用について検証した。中小規模病院では一定の病床利用率を確保しつつも平均在院日数が長い医療機関ほど経営が効率的であるが、大規模病院では一定の病床利用率の確保と平均在院日数の短期化が経営効率を上げることが明らかとなった。

中小規模病院では、継続的な入院患者の確保が難しい場合、すでに入院している患者の平均在院日数を長くすることで病床利用率を維持し、一定の診療報酬を得ている可能性がある。大規模病院では、平均在院日数が短く高額な診療報酬が見込める急性期医療の提供が効果的であり、一定の入退院が可能になるよう、スムースな退院システムの構築が重要であると考えらえる。また患者確保には市場競争が激化する可能性が高く、安全でかつ効率的な医療提供には、共存共栄を可能とする一定地域の施設の適正配置についても検討が求められる。

第３に、治療内容についてまとめる。中小規模病院では、検査が効率的で注射費、処置費、手術費は非効率であることから、慢性期への治療が効果的である。大規模病院では処置費、手術費が効率的であることから、急性期の治療が重要であるという結果が得られた。

第４に、外来の経営効率について分析を行った。中小規模病院では初診よりも再診を中心に、大規模病院では再診よりも初診を中心に、患者の獲得を図ることが効率的であるという結果になった。また治療と検査ともに病床規模問わず非効率となった。つまり中小規模病院では再診患者のフォローを中心に、大規模病院では初診患者の獲得を目指して経営を行うのが効率的であるが、一方で病床規模問わず外来による医療提供は非効率である結果となった。

以上のことから、各自治体病院の効率的な経営を図るうえで、病床規模に応じた効果的な経営の実施が有効であると考えられる。中小規模病院では再診中心の慢性期患者への定期検査フォロー、大規模病院では初診中心の急性期患者への処置・手術など病床規模に応じた機能分化が求められる。また併せて病院では外来機能が非効率的であることから、医療機関の機能分化の検討が重要課題である。つまり、外来レベルを初期治療と仮定した場合、これら初期治療への対応には、診療所などの入院機能のない医療機関に特化したほうが効率的であるかどうかの検証も今後必要となる。

最後に周辺医療機関との連携についてまとめる。まず医療資源について、中小規模病院では周囲の医療機関の一般病床数が少ないほど効率的で、大規模病院では一般病床の利用率が高いほど効率的であることが実証された。

また、在宅医療サービスについては、中小規模病院は介護保険法適用の一施設あたり訪問看護師数の増員が効率的である。大規模病院では医療法適用の医療施設数の増員が効率的であるが、介護保険法適用の医療施設数の増加は非効率であるという結果となった。

この結果を踏まえ、中小規模病院では二次医療圏内での適正な病床数を確保し、周囲の医療機関との連携と退院後のフォローが効果的であるが、大規模病院については、病床稼働率を高めていくためにも急性期についても慢性期についても、必要な医療が終わったら地域の医療機関に戻していくシステムが効率的であることが推察される。

したがって、各自治体病院は、病床規模に応じて経営効率に影響を及ぼす要因を重視し、高い医療レベルを提供できる大規模病院と一般診療に特化した中小規模病院の機能分化と連携によって、win-win システムの構築が効率的経営を促すであろうと推測される。また、地域全体で患者を収容するシステムが必要であり、併せて各医療機関のレベルに応じた退院患者を収容できるよう、医療機関と在宅との連携が図れるシステムの構築が重要である。

第５章
介護サービスの機能分化と費用抑制

1. 介護保険サービスの変遷

介護保険制度は 2000 年度の発足以来、深刻な財政問題を抱え、制度自体の持続可能性が問われている。図 5-1 によると、サービス別介護費用の総額は、名目 GDP 成長率を上回る速さで増加し、それに伴って 65 歳以上の高齢者が負担する第 1 号被保険者の保険料基準額も上昇している[43)]。しかも保険者（多くの場合は市町村）間で、基準額に格差が生じており、最低額に対して最高額は 2 倍以上の基準額となっている。

膨らむ介護総費用を公費と保険料で賄っているが、保険者のなかには給付費に財政安定化基金を投入し、サービス利用者への負担軽減を図りながらも、併せて第 1 号被保険者保険料の引き上げを実施し、逼迫する介護保険財政に対応している[44)]。

---

43) 厚生労働省「介護保険財政の動向」によると、2000 年度には 3.6 兆円だった介護総費用は、2009 年度時点では 7.7 兆円にも上っている。それに伴って、第 1 号被保険者の保険料基準額の平均も第 1 期（2000 年度から 2002 年度）の月額 2,911 円から、第 4 期（2009 年度から 2011 年度）には月額 4,160 円にまで上昇している。また第 4 期の基準額は、最高額が 5,770 円に対し、最低額は 2,264 円であり、保険者間に格差がある。

44) 厚生労働省「財政安定化基金貸付等状況（2010 年度末）」では、設立当初の 2001 年度の貸付保険者数は 38 だったが、2010 年度末は 668 となり、急激に伸びている。

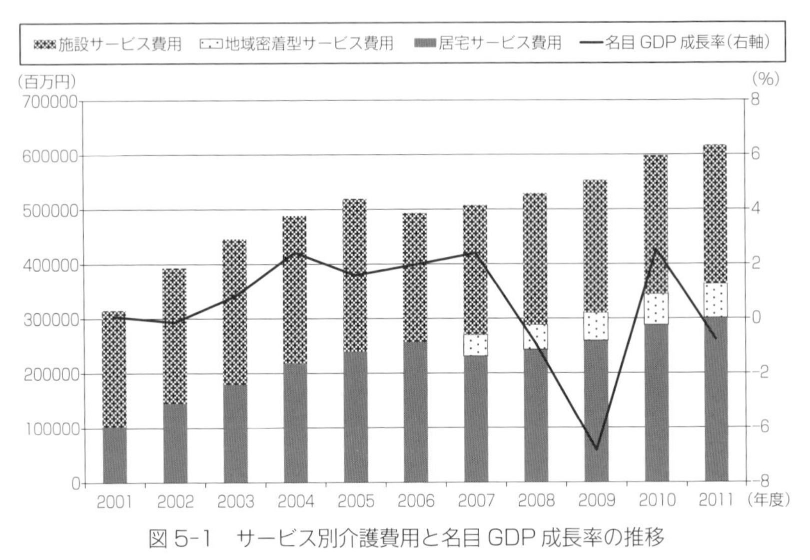

図 5-1　サービス別介護費用と名目 GDP 成長率の推移

出所）厚生労働省（2010）「介護保険事業状況報告」より作成

その背景には、認定者数や受給者数も高齢化とともに増えているという実態がある。厚生労働省（2009）「介護保険事業状況報告」によると、第 1 号被保険者数は 2000 年に 2,242 万人であったのが、2009 年度には 2,891 万人と増加の一途をたどっている。要介護認定者数（要支援認定者数を含む）は、2000 年度には 256 万人であったのが 2009 年度には 484 万人に達し、受給者数がすべてのサービスで増加している。特に 75 歳以上の後期高齢者の占める割合は急増している[45)]。

このように急増する介護需要に対し、設立当初の介護保険制度では、居宅サービスと施設サービスの 2 つの介護サービスが提供されていたが、2006 年度には地域密着型サービスがスタートし、現在は 3 つの介護サービスが利用できる。

45）厚生労働省（2009）「介護保険事業状況報告」によると、第 1 号被保険者のなかでも前期高齢者は 643 千人、後期高齢者は 4,052 千人である。後期高齢者は第 1 号被保険者の 86.3% を占めている。

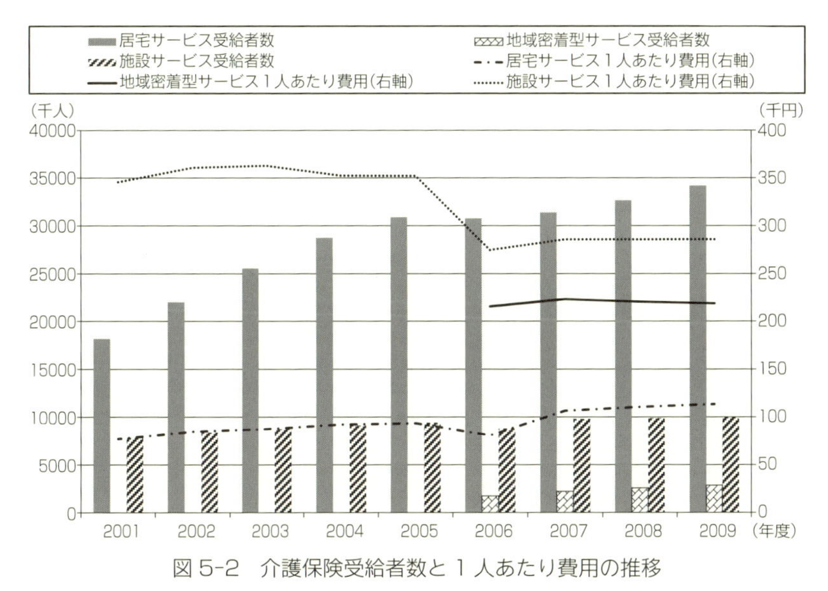

図 5-2　介護保険受給者数と1人あたり費用の推移

出所）厚生労働省（2010）「介護保険事業状況報告」より作成

図5-2は介護サービス別の受給者数と1人あたり費用の推移を示している。居宅サービス受給者数は大幅に伸びているが、施設サービス受給者数は微増で、サービス間でその差は広がり3倍以上となっている。また、新設の地域密着型サービス受給者数も増えている[46]。一方、1人あたり費用は施設サービスが最も高く、居宅サービスとの差は2009年度には2.5倍程度となっている。

基本的に介護総費用は、介護サービスごとの受給者数と1人あたり費用に分解できる。先の図5-1のサービス別介護費用では、居宅サービス費用は施設サービス費用を若干上回っている。また図5-2では、居宅サービスは受給者が多いが1人あたり費用は低い。したがって、居宅サービスの受給者数が少し増加したとしても1人あたり費用が低いために、介護総費用への影響は小さい。しかし、施設サービスは1人あたり費用が高く、受給

46）地域密着型サービスでは、認知症対応型通所介護や認知症対応型共同生活介護などの認知症関連のサービスが増加している。

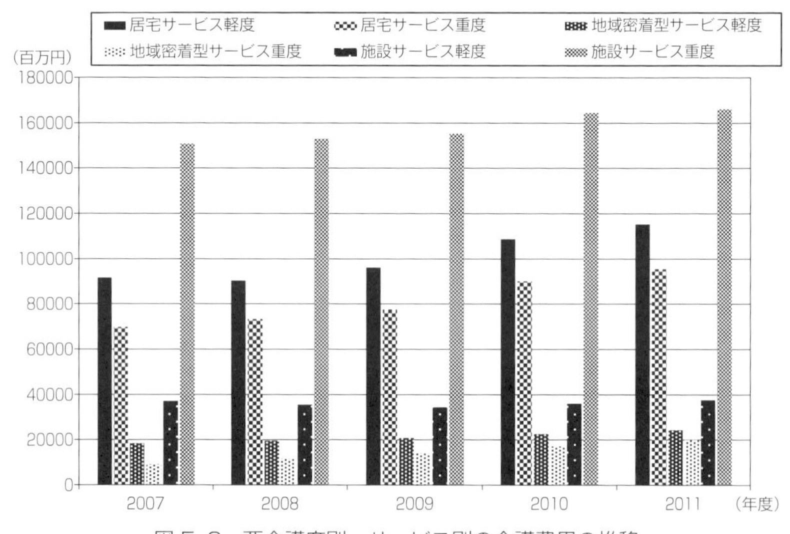

図 5-3　要介護度別・サービス別の介護費用の推移

出所）厚生労働省（2010）「介護保険事業状況報告」より作成

者数の増加が介護総費用に強い影響を与えると推測できる。

さらに、要介護度別に介護サービス別の介護費用を図 5-3 に示している。なお本書では、要介護度 1 と要介護度 2 を軽度、要介護 4 と要介護 5 を重度と定義している[47]。要介護度別に費用内訳をみると、居宅サービスでは軽度が若干高い。しかし施設サービスについては軽度よりも重度が圧倒的に大きく、同じく重度の居宅サービスや地域密着型サービスに比べても大きい。すなわち、重度の施設サービスが、膨張する介護財政の再建にとって重要なカギとなることが示唆される。

最後にサービス間の関係を概観する。図 5-1 では、居宅サービスと施設サービスともに介護費用が増加しているが、地域密着型サービスが新設されると、その前後で一時的に居宅サービス費用と施設サービス費用が減少している。したがって、地域密着型サービスは、居宅サービスと施設サービスに

47）12）参照。

何らかの影響を与え、介護総費用を抑制している可能性が高い。

2. 介護保険サービスを取り巻く諸問題

高齢化が急速に進むなか、単身高齢者、高齢者夫婦のみ世帯、認知症高齢者が増加している[48)]。加齢とともに、単身高齢者は自宅での生活が難しくなり、夫婦世帯は介護する家族の負担が重くなり、認知症の併発で在宅での介護が困難となる。その結果、施設への入所を希望する高齢者が増えている。

高まる介護需要に対し、介護施設の供給は追いついていない。国内では、認定者数に対する介護施設の定員数の割合は、欧米と比べ決して少なくない[49)]。しかし、施設以外の高齢者に配慮した住まいが少ないこともあって、施設待機者が多くなっているという問題を抱えている。なかでも特別養護老人ホーム（介護老人福祉施設）は他の施設と比べ安い価格で利用できるので希望が集中している[50)]。

施設サービスは1人あたり費用が高いことから、受給者数の増加は介護総費用の急増につながる。将来も安定したサービス供給を実現するには、受給者数と給付と負担のバランスの調整を図っていくだけでなく、在宅での安心した生活確保への実現に向けたサービスの検討も重要である。

以上の社会動向を踏まえ、社会保障審議会では、介護保険制度見直しにつ

48）厚生労働省（2011）「老健局　重点事項説明資料（全国厚生労働関係部局長会議）」によれば、2005年度に高齢者の単身世帯および夫婦のみ世帯は約851万世帯だが、2025年度には約1,267万世帯に増加する。また2002年度に約149万人いる認知症高齢者は、2025年度には約323万人まで増加すると予測されている。

49）厚生労働省（2008）「社会保障国民会議における検討に資するために行う医療・介護費用のシミュレーション（参考資料）」によれば、認定者数に占める介護施設の定員数の割合は、日本（2005年）は3.5%、スウェーデン（2005年）が4.2%、デンマーク（2006年）はプライエム等が2.5%、英国（2001年）はケアホームが3.7%である。一方、高齢者住宅については、日本（2005年）は0.9%、スウェーデン（2005年）が2.3%、デンマーク（2006年）はプライエム等が8.1%、英国（2001年）はケアホームが8.0%である。

50）厚生労働省「特別養護老人ホーム施設入所の申込者（2009年度集計）」によると、特別養護老人ホームの申込者は42.1万人にのぼる。その内訳は、在宅で待機している申込者で軽度・中等度の要介護度者（要介護度1～3）は13.1万人、重度の要介護者（要介護度4～5）は6.7万であると報告されている。

いて多岐にわたって議論がなされた。2004年7月には、「介護保険見直しに関する意見」の報告書がまとめられ、2005年2月には「介護保険法の一部を改正する法律案」が通常国会に提出された。その後の2006年の介護保険法改正で新たに創設されたのが、本章で分析対象とする地域密着型サービスである。これらの動きは2012年の診療報酬・介護報酬の同時改定にも反映され、介護サービス間の効率的な配分を目的に「施設から在宅介護への移行」という方針のもと、在宅介護を重点とした改定が行われた[51]。

地域密着型サービスとは、今後も増加が見込まれる認知症高齢者や重度の要介護者ができる限り住み慣れた地域で継続して生活できるよう支援するサービスである。そのサービス内容は、居宅サービスと居宅系施設サービスの2つに大別される。在宅での生活が困難な認知症高齢者や重度の要介護者が、継続して地域で生活できるように、24時間体制の通所サービスを利用したり、一時的に施設入所が可能となる居宅系施設サービスを使用できる[52]。

このような二面性をもつ地域密着型サービスは、他のサービスとの関係で2つの効果が示唆される。1つめは、通所サービスの登場で居宅サービスの受給者（ないし介護者）が、居宅での介護が容易になる効果である。2つめは、もともと居宅サービスを受けていた受給者の介護度が高くなった場合、直ちに施設サービスへ向かうのではなく、地域密着型サービス（特に居宅系施設サービス）での介護が可能となる効果である。そこで本章では、地域密着型サービスが、他のサービスである居宅サービスと施設サービスの費用を抑制するかどうかを検証する。

また、地域密着型サービスは、保険者を中心に展開されるシステムである。

51）具体的には、在宅を＋1.0％に、施設を＋0.2％とし、在宅介護を重点とした診療報酬に手厚い改定を実施している。

52）地域密着型サービスには、通い、泊り、訪問機能を有する小規模多機能型居宅施設、夜間、深夜、早朝帯への訪問介護を実施する夜間対応型訪問介護、また認知症への対応強化を目的とした認知症対応型通所介護など通所サービスがある。また小規模の居宅系施設サービスには、認知症対応型共同生活介護、地域密着型特定施設入居者生活介護、地域密着型介護老人福祉施設、小規模介護老人福祉施設、小規模介護専用型特定施設など高齢者が安心して生活できる居宅サービスがある。

保険者は、事業者の指定、監督そして許認可を実施し、当該保険者の被保険者のみが、サービスを利用できる[53)]。保険者には、各地域に応じた基準設定や報酬設定ができる自由度があり、その責任も保険者が負うシステムになっている。

そのため、同種類のサービスを利用したとしても、1人あたり費用は保険者ごとに異なる。したがって、実際に地域密着型サービスの導入が、介護費用を抑制したかどうかは、保険者ごとのデータにもとづく実証的な分析を必要とする。以下、2節では既存研究を紹介する。3節では、分析に用いるデータの概要、モデルと変数について述べる。4節にて実証分析の結果を示す。最後の5節では、得られた結果をまとめ、今後の課題を整理してむすびとする。

3. 介護保険サービスの先行研究

本書と同様に、財政の視点から介護保険制度を分析する既存研究には、介護保険財政の将来推定を行う研究が多い。厚生労働省（2000）は、居宅サービスと施設サービスの各費用を積み上げて介護総費用の将来推定を示した。ここで用いられた厚生労働省モデルに沿って、田近・菊池（2003, 2004）は2000年10月時点を足元とし、この時点の認定率から推計した認定者数と受給者数の推測値をもとに介護総費用を推計した。

さらに、Fukui and Iwamoto（2006）、岩本・福井（2007）は、医療・介護を併せた将来推定を行い、急増する医療・介護費用をもとに世代ごとの生涯負担を計算している。以上の既存研究では、介護保険財政の将来推定をもとにして、マクロの視点から介護保険制度そのものの持続可能性を議論している。これらの既存研究では、各種の介護サービスを区別した分析は行われていない。そこで田近・菊池（2003）は、介護サービスを居宅サービスと施設サービスに分け、それぞれの費用の将来推定を実施した。彼らは、居宅

53）一部の保険者（主に市町村）は広域連合もしくは一部事務組合を形成している。

サービスの拡大は介護施設の総量規制によるものとし、介護施設の超過需要が存在することと、施設入所できない希望者の居宅サービスへの代替を推察している。

また菊池（2008）は、介護3施設（介護老人福祉施設、介護老人保健施設、介護療養型医療施設）に加えて、地域密着型サービスの有料老人ホームなどを含めた施設系サービスに着目している。施設系サービスの受給者数、費用、第1号被保険者の保険料は、介護財政で大きなシェアを占めていることを示した。また、介護従事者の労働供給の将来推定によって、将来的に施設系サービスの供給を長期的に維持することが困難だと指摘している。

以上の既存研究では、急増する介護総費用への懸念は示されているものの、介護総費用を抑制する手段の検討はなされてない。また、既存研究の分析視点は、マクロデータにもとづくものであり、個々の保険者レベルのデータを用いた研究ではない。1人あたり介護費用に保険者ごとに差がある。そこで本章では、介護サービス間の関係に着目し、保険者レベルのデータを用いた実証分析を行う。

4. 介護保険サービスの機能分化の検証

4.1　データならびに変数の説明

分析で用いる主なデータは、厚生労働省「介護保険事業状況報告」である[54)]。分析期間は2007年度から2009年度である。「介護保険事業状況報告」より、介護サービス別、要介護度別、保険者別の「65歳以上75歳未満被保険者数」「75歳以上被保険者数」「受給者数（第1号被保険者）」「介護費用額（第1号被保険者）」を利用する。「　」は利用したデータ名を示している。

54）具体的には「表2〈保険者別〉第一号被保険者数」「表5〈保険者別〉居宅介護（介護予防）サービス受給者数」「表6〈保険者別〉地域密着型介護（介護予防）サービス」「表7〈保険者別〉施設サービス受給者数」「表8-2〈保険者別〉保険給付　介護給付・予防給付　第一号被保険者分（件数、単位数、費用額、給付費）」を利用した。

ただし、市町村合併の進展により、各年度の保険者の総数は異なる。そこで、分析対象の最終年度である2009年度の保険者の総数に合うように、現実の市町村合併を反映した形で、2007年度と2008年度の保険者数を調整し、３年間のバランスド・パネルデータを作成した。また、介護保険制度の場合は、複数の市町村が広域連合や一部事務組合を形成することでも、保険者数が変動する。広域連合や一部事務組合への加入についても、同様の処理で各年度の保険者数を一致させた[55)]。

以上のデータを用いて、保険者ごとに下記の変数を作成した。【　】は作成した変数を示している。

【第１号被保険者数】
　　＝「65歳以上75歳未満被保険者数（第１号被保険者）」
　　＋「75歳以上被保険者数（第１号被保険者）」
【１人あたり居宅サービス費用】
　　＝「居宅サービス費用額（第１号被保険者）」
　　／「居宅サービス受給者数（第１号被保険者）」
【１人あたり地域密着型サービス費用】
　　＝「地域密着型サービス費用額（第１号被保険者）」
　　／「地域密着型サービス受給者数（第１号被保険者）」
【１人あたり施設サービス費用】
　　＝「施設サービス費用額（第１号被保険者）」
　　／「施設サービス受給者数（第１号被保険者数）」
【居宅サービス受給率】＝「居宅サービス受給者数（第１号被保険者）」
　　／【第１号被保険者数】
【地域密着型サービス受給率】
　　＝「地域密着型サービス受給者数（第１号被保険者）」
　　／【第１号被保険者数】

55）2007年度の保険者数は1,662、2008年度は1,646、2009年度は1,587であった。パネルデータの作成により、各年度の保険者数を1,587に統一した。

【施設サービス受給率】＝「施設サービス受給者数（第１号被保険者）」
／【第１号被保険者数】

なお、以上の変数は、重度（本書の定義では要介護度４と要介護度５）の第１号被保険者の要介護度者に対するデータに限定している。また介護費用は、地域の面積や人口構成にも依存すると考えられる。そこで、総務省「市町村別決算状況」より市町村別の「可住地面積」を抽出した。当然ながら、市町村数と保険者数は一致しないため、パネルデータの保険者の総数に一致するように、市町村の「可住地面積」を集計した。後の分析のため、保険者別に下記の変数を作成した。

【可住地面積あたり第１号被保険者数】
＝【第１号被保険者数】／「可住地面積」

さらに、「介護保険事業状況報告」より、地域の人口構成を表現できる下記の変数を保険者別に作成した。

【後期高齢者率】＝「75 歳以上被保険者」
／（「65 歳以上 75 歳未満被保険者」＋「75 歳以上被保険者」）

4.2　仮説ならびに推定モデルの説明

本章では地域密着型サービス受給率が居宅サービス受給率と施設サービス受給率に与える影響を考察する。地域密着型サービスを利用することで、居宅から一時的に施設入所への移行や居宅での介護が継続的に行われることが可能となり、１人あたり介護費用が抑制もしくは一定になるという仮説を検証する。まず、各サービスの費用が【介護サービス費用】を構成すると考える。

【介護サービス費用】＝「居宅サービス費用額」
＋「地域密着型サービス費用額」＋「施設サービス費用額」　(1)

各サービスの費用は、受給率と１人あたり費用の乗数であることから、以下のように分解できる。

【介護サービス費用】＝（【居宅サービス受給率】
×【居宅サービス１人あたり費用】＋【地域密着型サービス受給率】
×【地域密着型サービス１人あたり費用】＋【施設サービス受給率】
×【施設サービス１人あたり費用】）×【第１号被保険者数】　(2)

このとき地域密着型サービスには、以下の２つの効果があると考えられる。

第１は、【施設サービス受給率】に及ぼす効果である。施設サービスの代わりに地域密着型サービスの居宅系施設サービスを一時的に利用することで、継続的な在宅介護が可能となり、施設サービス費用を抑制もしくは一定にすると考えられる。

第２は、【居宅サービス受給率】に及ぼす効果である。地域密着型サービスの 24 時間通所サービスなどの利用によって継続して居宅での介護が可能となり、もしくは居宅での介護条件が揃い、施設から居宅へ移行ができ、施設サービス費用を抑制すると考えられる。

したがって、(2) 式の【介護サービス費用】の右辺は、それぞれが独立した変数ではない。たとえば、【地域密着型サービス受給率】が【居宅サービス受給率】または【施設サービス受給率】に影響を与え、最終的に【介護サービス費用】を左右すると考えられる。

地域密着型サービス受給率が施設サービス費用にどのような影響を与えているかをパネル分析によって検証する。(2) 式を念頭におき、【1 人あたり施設サービス費用】は、以下の線形関数で決定されるものと想定する[56)]。

$$\ln(y_t) = a_0 + a_1 \ln(Z_{1t}) + a_2 \ln(Z_{2t}) + a_3 \ln(M_{1t}) + a_4 \ln(M_{2t}) + \mu_t \qquad (3)$$

56）対数線形関数を採用したのは、推計で得られる係数を弾性値として解釈したいためである。

ここで Z_{it} は受給率を表し、【居宅サービス受給率】Z_{i1} と【施設サービス受給率】Z_{i2} である。M_i は地域要因を表し、【後期高齢者率】M_{i1} と【可住地面積あたり第1号被保険者数】M_{i2}を使用する。添え字 i は保険者、添え字 t は年度、μ は誤差項を示している。

なお、受給率は地域要因の影響を受けると考えられるため、外生的に決定されているかどうかを検証した。その結果、内生性の影響を排除した分析が必要となった。そこで、【居宅サービス受給率】と【施設サービス受給率】が地域密着型サービスの影響を受けることを想定し、これらの受給率を内生変数として同時推定する。【地域密着型サービス受給率】を Z_{i3} として、下記の同時方程式を推定する[57)]。ただし添え字 i は省略している。

$$\ln(y_t) = a_0 + a_1 \ln(Z_{1t}) + a_2 \ln(Z_{2t}) + a_3 \ln(M_{1t}) + a_4 \ln(M_{2t}) + \mu_{1t} \quad (4)$$

$$Z_{1t} = \beta_0 + \beta_1 Z_{3t} + \beta_2 M_{1t} + \beta_3 M_{2t} + \mu_{2t} \quad (5)$$

$$Z_{2t} = \beta_4 + \beta_5 Z_{3t} + \beta_6 M_{1t} + \beta_7 M_{2t} + \mu_{3t} \quad (6)$$

本章では三段階最小二乗法（three-stage least squares：3SLS）を用いる。3SLS を用いる理由は次の通りである。同時方程式モデルでよく用いられる推定方法に二段階最小二乗法（two-stage least squares：2SLS）がある。これは、連立方程式を1本ごとに解くため、方程式間の誤差項の相関や方程式

表 5-1　記述統計

	観察数	平均	標準偏差	最小値	最大値
1人あたり居宅サービス費用	4195	187.5162	23.5522	67.0923	534.2831
1人あたり地域密着型サービス費用	4195	242.1209	75.3672	9	2860.0590
1人あたり施設サービス費用	4195	298.3133	17.1708	166.1003	400.8750
居宅サービス受給率	4195	0.1586	0.0566	0.0050	0.3923
地域密着型サービス受給率	4195	0.0222	0.0169	0.0001	0.2873
施設サービス受給率	4195	0.2373	0.0673	0.0840	0.5326
後期高齢者率	4195	0.5025	0.0665	0.2954	0.6786
1人あたり可住面積	4186	0.0098	0.0159	0.0002	0.2173

57）後述する推計結果では、【地域密着型サービス受給率】Z_{i3} は二乗項を考慮している。

ごとの組み合せが検討されていない。方程式間の誤差項を考慮したものに、Zellerの見かけ上無相関な方程式の推定（seemingly unrelated regressions：SUR）があるが、これは説明変数と誤差項が無相関となる仮定を置いている。3SLSは方程式間の誤差項の相関も説明変数と誤差項との相関も考慮しているため、3SLSを用いた。なお記述統計を表5-1に掲げている[58)]。

5. 介護保険サービスの機能分化の推定結果

本節では、地域密着型サービスが居宅サービスと施設サービスに与える効果について、第1に全施設サービスを包括して分析を行う。第2に施設サービスを介護老人保健施設、介護老人福祉施設、そして介護療養型医療施設に分類し、各サービスにおける地域密着型サービスの効果を検証する[59)]。これらの推定結果については表5-2と表5-3に示す。

5.1　全施設サービスにおける機能分化の効果

全施設における【1人あたり施設サービス費用】に対し、居宅サービスと施設サービスとの関係を明らかにする。このとき、【後期高齢者率】と【可住地面積あたり第1号被保険者数】を外生変数として用い、各保険者の地域性をコントロールしている。

まず係数の符号を概観する。【居宅サービス受給率】は【1人あたり施設

58）各変数の傾向をみると、【1人あたり居宅サービス費用】【1人あたり地域密着型サービス費用】【1人あたり施設サービス費用】の平均値は、施設サービスが最も高く、次いで地域密着型サービスそして居宅サービスが続く。一方、【居宅サービス受給率】【地域密着型サービス受給率】【施設サービス受給率】の平均値は、施設サービスが最も高く、次いで居宅サービスそして最後に地域密着型サービスとなっている。したがって、居宅サービスは受給率によって居宅サービス費用が上昇している可能性が高く、施設サービスは1人あたり費用によって施設サービス費用を増やしていることが示唆される。また、最小値と最大値の差は、1人あたり費用そして受給率ともに地域密着型サービスが大きい値となり、次いで居宅サービスそして施設サービスが最も小さい値を示していることから、地域密着型サービスには保険者間で格差が生じていることが推測される。

59）本章では説明変数と誤差項との相関についてはWu-Hausman Testで検定を行っている。その結果、外生変数であるという仮説が棄却されたため、推計には操作変数を用いる。また、操作変数と誤差項が直行条件にあるかについては過剰識別検定としてSargan Testを行った。

表 5-2　全施設サービスの推定結果

	全施設					
	Model 1		Model 2		Model 3	
	1 人あたり施設サービス費用	係数	施設サービス受給率	係数	居宅サービス受給率	係数
居宅サービス受給率		−0.0351*** (−16.98)				
施設サービス受給率		0.0371*** (9.36)				
地域密着型サービス受給率				0.1004 (1.34)		0.8471*** (10.31)
地域密着型サービス受給率^2				−0.1580 (−0.27)		−2.8125*** (−4.30)
後期高齢者率		0.0004 (0.05)		0.6660*** (56.77)		0.1587*** (12.31)
1 人あたり可住面積		−0.0259*** (−25.71)		0.4946*** (10.15)		−0.9862*** (−18.42)
2008 年度ダミー		−0.0043** (−2.23)		−0.0034* (−1.84)		−0.0010 (−0.52)
2009 年度ダミー		0.0173*** (8.95)		−0.0050*** (−2.69)		0.0026 (1.27)
定数項		5.5450*** (872.21)		−0.1015*** (−17.47)		0.0715*** (11.19)
修正 R2 乗		0.2153		0.4886		0.1268
chi2 検定		chi2 = 1099.380***		chi2 = 3997.640***		chi2 = 613.370***
AIC		−39314.87				
観察数		4186		4186		4186

備考）***、**、*は 1％水準、5％水準、10％水準で有意であることを示している。
（　）は、t 値を示す。

サービス費用】に対し、負に有意に働く。【居宅サービス受給率】に対し、【地域密着型サービス受給率】が 1 次関数では正に、2 次関数では負に有意である。

したがって【居宅サービス受給率】は、【1 人あたり施設サービス費用】を抑制する効果がある。同時に【地域密着型サービス受給率】を一定規模確保することで【居宅サービスの受給率】を増やす効果がある。【居宅サービ

表5-3(1)　施設サービスごとの推定結果

	介護老人福祉施設		
	Model 4	Model 5	Model 6
	1人あたり介護老人福祉施設サービス費用　係数	介護老人福祉施設サービス受給率　係数	居宅サービス受給率　係数
居宅サービス受給率	0.0133*** (10.28)		
各施設サービス受給率	0.0079*** (4.59)		
地域密着型サービス受給率		-0.1429** (-2.11)	0.9189*** (10.69)
地域密着型サービス受給率^2		0.9486* (1.77)	-3.9109*** (-5.76)
後期高齢者率	-0.0292*** (-6.07)	0.4910*** (47.81)	0.1049*** (8.06)
1人あたり可住面積	-0.0016*** (-2.90)	0.0000 (-1.55)	0.0000*** (-3.19)
2008年度ダミー	-0.0017 (-1.34)	-0.0001 (-0.09)	-0.0003 (-0.13)
2009年度ダミー	0.0279*** (21.77)	0.0004 (0.26)	0.0037* (1.74)
定数項	5.6357*** 1,213	-0.1044*** (-20.18)	0.0899*** (13.71)
修正R2乗	0.1661	0.3598	0.0583
chi2検定	chi2 = 854.370***	chi2 = 2350.870***	chi2 = 258.960***
AIC	-43282.26		
観察数	4186	4186	4186

備考）***、**、*は1%水準、5%水準、10%水準で有意であることを示している。
　　（　）は、t値を示す。
出所）筆者作成。

ス受給率】の上昇は【1人あたり施設サービス費用】を抑制することも示された。

一方、【施設サービス受給率】と【地域密着型サービス受給率】の関係は統計的に有意ではないため、【施設サービス受給率】に対し【地域密着型サービス受給率】は有意に影響を与えないことが示唆された。

表 5-3(2)　施設サービスごとの推定結果

	介護老人保健施設					
	Model 7		Model 8		Model 9	
	1人あたり介護老人福祉施設サービス費用	係数	介護老人福祉施設サービス受給率	係数	居宅サービス受給率	係数
居宅サービス受給率		−0.0093*** (−4.38)				
各施設サービス受給率		0.0194*** (11.79)				
地域密着型サービス受給率				0.1872*** (4.09)		0.9325*** (10.88)
地域密着型サービス受給率^2				−0.5041 (−1.39)		−4.0903*** (−6.04)
後期高齢者率		−0.0850*** (−13.68)		0.1434*** (20.64)		0.1062*** (8.18)
1人あたり可住面積		0.0034*** (3.89)		0.0000*** (2.90)		0.0000*** (−3.19)
2008 年度ダミー		0.0044* (2.17)		−0.0004 (−0.40)		−0.0005 (−0.22)
2009 年度ダミー		0.0453*** (22.45)		0.0001 (0.07)		0.0036* (1.70)
定数項		5.6320*** (734.94)		−0.0121*** (−3.46)		0.0893*** (13.66)
修正 R2 乗		0.1641		0.1139		0.059
chi2 検定		chi2 = 859.020***		chi2 = 536.440***		chi2 = 263.450***
AIC		−42867.24				
観察数		4180		4180		4180

備考）***、**、*は 1% 水準、5% 水準、10% 水準で有意であることを示している。
（　）は、t 値を示す。
出所）筆者作成。

5.2　各施設サービスにおける機能分化の効果

施設サービスには、介護老人福祉施設、介護老人保健施設、介護療養型医療施設の 3 つがある。本節では、施設ごとに居宅サービスと地域密着型サービスの関係を検証する。そのため、下記のように、それぞれの第 1 号被保険者 1 人あたり施設サービス費用の変数を得た。

表５-３(３)　施設サービスごとの推定結果

	介護療養型医療施設					
	Model 10		Model 11		Model 12	
	１人あたり介護療養型医療施設サービス費用	係数	介護療養型医療施設サービス受給率	係数	居宅サービス受給率	係数
居宅サービス受給率		-0.0257*** (-5.29)				
各施設サービス受給率		0.0324*** (18.06)				
地域密着型サービス受給率				0.0188 (0.41)		0.8729*** (9.91)
地域密着型サービス受給率^2				-0.1953 (-0.51)		-3.2738*** (-4.53)
後期高齢者率		-0.1899*** (-13.38)		0.0708*** (10.25)		0.0992*** (7.55)
１人あたり可住面積		0.0005 (0.26)		0.0000 (-0.58)		0.0000*** (-2.60)
2008 年度ダミー		0.0079* (1.67)		-0.0033*** (-2.96)		-0.0006 (-0.28)
2009 年度ダミー		0.0084* (1.78)		-0.0061*** (-5.40)		0.0034 (1.60)
定数項		5.9016*** (330.46)		0.0021 (0.62)		0.0928*** (14.07)
修正 R2 乗		0.1055		0.0310		0.0562
chi2 検定		chi2 = 580.900***		chi2 = 129.940***		chi2 = 242.070***
AIC		-35341.33				
観察数		4066		4066		4066

備考）***、**、*は１％水準、５％水準、10％水準で有意であることを示している。
　　　（　）は、*t* 値を示す。
出所）筆者作成。

【１人あたり介護老人福祉施設サービス費用】
　　＝「介護老人福祉施設サービス費用額（第１号被保険者）」
　　／「介護老人福祉施設サービス受給者数（第１号被保険者数）」
【１人あたり介護老人保健施設サービス費用】
　　＝「介護老人保健施設サービス費用額（第１号被保険者）」
　　／「介護老人保健施設サービス受給者数（第１号被保険者数）」

【1人あたり介護療養型医療施設サービス費用】
　　＝「介護療養型医療施設サービス費用額（第1号被保険者）」
　　／「介護療養型医療施設サービス受給者数（第1号被保険者数）」

　また、同じく施設サービス受給率についても、それぞれの施設ごとに変数を作成した。

【介護老人福祉施設サービス受給率】
　　＝「介護老人福祉施設サービス受給者数（第1号被保険者）」
　　／【第1号被保険者数】
【介護老人保健施設サービス受給率】
　　＝「介護老人保健施設サービス受給者数（第1号被保険者）」
　　／【第1号被保険者数】
【介護療養型医療施設サービス受給率】
　　＝「介護療養型医療施設サービス受給者数（第1号被保険者）」
　　／【第1号被保険者数】

　以上の変数を用いて、先の同時方程式を施設サービスごとに推定した。

　まず、介護老人福祉施設である。【1人あたり介護老人福祉施設サービス費用】に対し、【介護老人福祉施設サービス受給率】と【居宅サービス受給率】はともに正に有意な結果となった。これは、施設の供給に対し需要が大きいため、【居宅サービス受給率】が増えたとしても【1人あたり施設サービス費用】への抑制が働かないことを示している。
　一方で、【居宅サービス受給率】と【介護老人福祉施設サービス受給率】に対し、【地域密着型サービス受給率】は2次関数で有意な結果となっている。【介護老人福祉施設サービス受給率】については正に有意に働き、【居宅サービス受給率】では負に有意な結果となった。
　したがって【地域密着型サービス受給率】を調整することで、一定の【居宅サービス受給率】と【介護老人福祉施設サービス受給率】を確保し、【1人あたり介護老人福祉施設サービス費用】の増加を抑制することが可能である。

介護老人保健施設サービスと介護療養型医療施設サービスについては異なる結果が示された。両施設サービスとも、【1人あたり施設サービス費用】に対し、【居宅サービス受給率】は負に、各【施設サービス受給率】は正に有意な結果となった。しかも【地域密着型サービス受給率】は【居宅サービス受給率】に対して2次関数で負に有意に働くが、【施設サービス受給率】に関しては老人保健施設サービスが正に有意な結果となり、介護療養型医療施設サービスでは有意な結果とならなかった。【居宅サービス受給率】は、【1人あたり施設サービス費用】を抑制する効果があり、また【地域密着型サービス受給率】を増やすことで【居宅サービス受給率】が確保できる。【居宅サービス受給率】の増加によって【1人あたり施設サービス費用】が抑制し、最終的には介護総費用を減少させる効果があることが示唆される。

一方、【施設サービス受給率】に対しては、地域密着型サービスは有意に働かないか、もしくは施設サービス費用を増加させる要因となっている可能性が高い。各施設で推定を行った結果を踏まえると、施設サービスの種類に応じて、居宅サービスと地域密着型サービスが施設サービスに与える影響は異なることが実証された。

6. 介護保険サービスの機能分化の評価

本章の結果から、居宅サービス受給率は1人あたり施設サービス費用を抑制する効果をもち、同時に地域密着型サービス受給率は居宅サービス受給率を介して1人あたり施設サービス費用を抑制する効果をもつことが明らかとなった。

これは、認知症を併発したり、要介護度が進行したりして、介護者の負担が大きくなり、今までのサービスだけでは在宅での介護を継続することが難しく、新たに地域密着型サービスを加えることで、引き続き在宅介護が可能となるケースに相当する。

また１人あたり施設サービス費用を促進させる施設サービス受給率に対しても、地域密着型サービス受給率が関係する。つまり、施設サービスの代わりに地域密着型サービスの居宅系施設サービスが利用され、それによって施設サービス受給率が抑えられ、１人あたり施設サービス費用を維持もしくは抑制できる。

このことから、地域密着型サービス受給率を一定規模確保することは、居宅サービス受給率を介して１人あたり施設サービス費用をより効率的に抑制できるだけでなく、施設サービス受給率を抑えて１人あたり施設サービス費用を抑制できることが実証された。

上記の結果は、地域密着型サービスが居宅サービスと居宅系施設サービスの２つの側面をもつためだと考えられる。残念ながら、本書で用いた厚生労働省「介護保険事業状況報告」には、地域密着型サービスの受給者数が一括して掲載されており、居宅サービスと居宅系施設サービス別の受給者数データが得られない。そのため、２つのサービスの影響を厳密に区別して、検討することができなかった。今後は、介護サービスのより効率的な給付を検討するにあたり、地域密着型サービスの詳細な検証を行うことが重要であると考える。

第６章
保健行政の予防活動と医療費抑制

1. 保健行政と医療財政の変遷

わが国は巨額の財政赤字を抱えながら、少子高齢化の急激な進展に備えなければならない。人口減少経済においては、高い経済成長の実現は難しく、少子高齢化に対応するための制度改革は不可避だが、低成長下の制度改革は利害対立を生む。社会保障制度においても同様だ。

国立社会保障・人口問題研究所（2011）「平成 21 年度　社会保障給付費」によれば、社会保障給付費は、2009 年度には 99.8 兆円[60)]であったのが、2025 年度には 141.0 兆円に達する。なかでも、3 割以上を占める「医療」は、2009 年度には 30.8 兆円であったのが、医療技術の進歩によって平均寿命が伸び、2025 年度には 1.6 倍に増加すると推定されている。この医療費の大半を 65 歳以上の高齢者が消費している実態がある。

60）国立社会保障・人口問題研究所（2011）「平成 21 年度　社会保障給付費」によれば 2009 年度の社会保障給付費の「医療」、「年齢」、「福祉その他」は、30 兆 8,447 億円（30.9%）、51 兆 7,247 億円（51.8%）、17 兆 2,814 億円（17.3%）である。社会保障給付費は機能別に、「高齢」、「遺族」、「障害」、「労働災害」、「保健医療」、「家族」、「失業」、「住宅」、「生活保護その他」に分類されている。その内訳は、「高齢」が 49 兆 7,852 億円（59.9%）と最も大きく、次いで「保健医療」が 30 兆 2,257 億円（30.3%）を占め、「高齢」及び「保健医療」で 90.2% を占めている。

急増する社会保障給付費は、保険料と公費で支えられている。少子高齢化の進行とともに、社会保障給付費を担う現役世代の減少によって保険料が減少し、公費負担が増えている[61]。公費負担の増加は、現役世代が受けている受益を将来世代が負担することを意味する。受益と負担の両者から見て、増加する社会保障給付費は世代間に利害対立を生み、これら対立は今後も拡大し、深刻化を呈することが予想される。

したがって、社会保障給付費の抑制を図ることは重要な課題である。本論文では、社会保障給付費の抑制として、3割以上を占める「医療」に着目する。「医療」の内訳は、一般診療医療費主傷病別で悪性新生物を上回って、生活習慣病関連疾患（5兆2,980億円）が1/5以上を占める。これは、医療技術の進歩による平均寿命の伸長に相まって、ライフスタイルの変化による生活習慣病の増加によって、壮年期の死亡や障害が増え、医療費が上昇していることが要因とされる。

特に糖尿病医療費（1兆1,893億円）は、「医療」の2割以上と高い割合を占める。厚生労働省（2007）「国民健康・栄養調査結果の概要」によれば、糖尿病が強く疑われる人は約890万人、糖尿病の可能性を否定できない人も加えると約2,210万人に達し、今後も増加すると報告されている[62]。しかも糖尿病は、食生活や運動習慣によって発症し、加齢とともに疾患の重症化と合併症[63]を招き、症状の憎悪とともに医療費が上昇するという特徴をもつ[64]。医療費を要素分解すると、受給者数と1人あたり医療費に分けられ

61）国立社会保障・人口問題研究所（2011）「平成21年度　社会保障給付費」によれば、財源別内訳で、「社会保険料」が55兆4,126億円（45.5%）、「公費負担」が39兆1,739円（32.2%）である。対前年度伸び率でみると、「社会保険料」は3.5%に減少しているが、「公費負担」は19.8%と急増している。

62）糖尿病罹患者数の増加は、国内にとどまらず、世界的にも問題となっている。IDF（International Diabetes Federation）によれば、糖尿病罹患者は2007年には2億4,600万人であったのが、2025年には3億8,000万人に増加すると推計されている。この推計を踏まえ、国連総会議では「糖尿病の全世界的脅威を認知する決議」を加盟192か国が全会一致で可決した。

63）「糖尿病ネットワーク」によれば、糖尿病治療費は概算で、投薬（1種類）のみでは32万円／年間、インシュリン注射と投薬併用では44万円／年間である。糖尿病の進行が進み腎症を伴うと、透析治療が必要となり、インシュリン注射、投薬そして人工透析の併用では500万円／年間を要する。

る。したがって、糖尿病医療費の増加には、受給者数と 1 人あたり医療費が誘引となっていることが推測される。

保健行政は、予防という視点から医療費の抑制を図っている[65)]。2006 年度の「医療制度改革（第 5 次医療法改正）」では[66)]、生活習慣病に特化した適正化対策を実施した。その内容は、2015 年度までに糖尿病有病者と予備軍の 25.0% 減少を目指し、予防政策の徹底を図ることで、生活習慣病医療費を 2015 年には 1.6 兆円にまで抑えると試算している。2007 年には、「新健康フロンティア戦略」を打ち出し、個人の特徴に応じた予防・治療の研究開発及び普及を実施し、2011 年には医療機関体制と糖尿病発症予防のために、「糖尿病疾病管理強化対策事業」と「糖尿病予防戦略事業」を掲げ、予防強化を図っている。具体的には、リスク因子をもつ特定の対象者に注目したハイリスク・アプローチと、全国民を対象としたポピュレーション・アプローチの 2 つの視点から、発症予防と重症化予防を行っている（図 6-1 参照）。

上記の社会背景を踏まえ、本章では、急増する社会保障給付費の要因として医療費、とくに糖尿病医療費に着目し、保健行政が行う発症予防の早期発見と重篤症状の早期治療などの予防活動が医療費抑制に影響があるかを検証する。

本章の構成は以下の通りである。第 2 節では先行研究について説明する。第 3 節では本論文の分析に用いるデータの概要、分析方法そして基本的な計量モデルを提示する。第 4 節には結果を示し、第 5 節ではその結果から導出される考察を記述し、結論をまとめる。

64）糖尿病医療費の過半数が 65 歳以上の高齢者医療費（18 兆 9,999 億円）で、うち半分以上が 75 歳以上の後期高齢者医療費（11 兆 6,560 億円）であることから、糖尿病医療費のうち高齢者医療費が大きい割合を占めていることが明らかとなっている。

65）保健行政の執行業務には、都道府県保健業務と市区町村保健業務の 2 種類がある。前者は地域保健の広域的、専門的、技術的拠点の機能強化を担い、後者は地域住民の健康保持・増進を目的に健康問題を取り組んでいる。

66）「第 5 次医療法改正」では、1）医療費適正化の総合的な推進、2）新たな高齢者医療制度の創設、そして 3）都道府県単位を軸とした保険者の再編と統合の 3 本柱を軸に、効率的な医療サービスの提供を打ち出している。

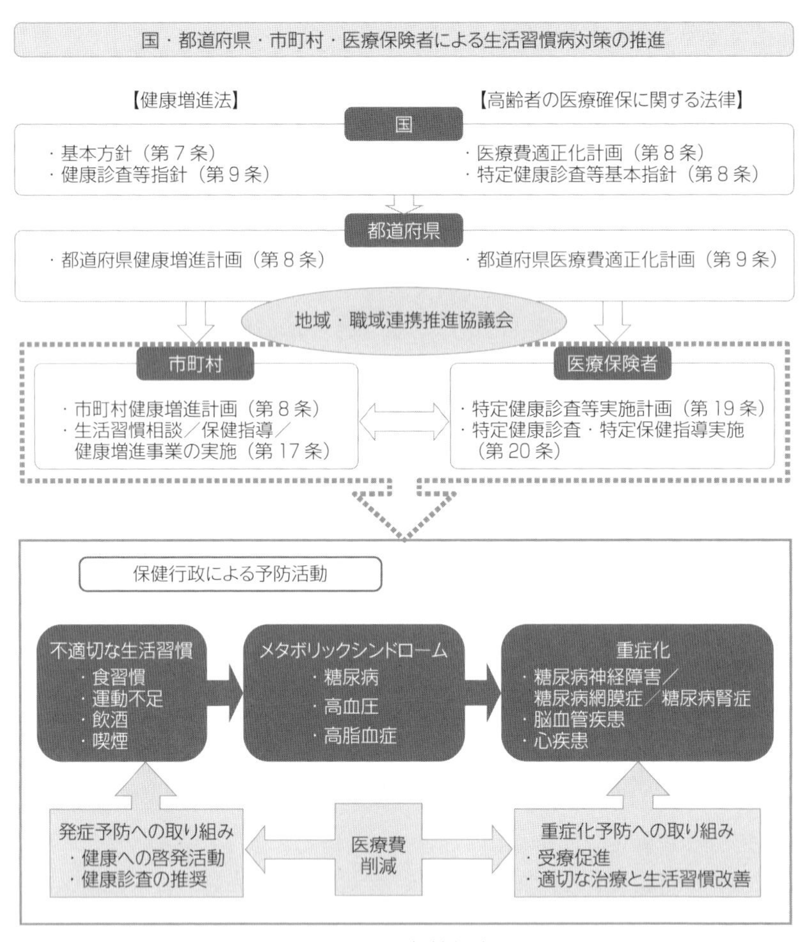

図 6-1　保健行政

出所）厚生労働省「健康増進計画・健康増進事業について」より筆者作成

2. 保健行政の予防活動の先行研究

予防に関する先行研究は多岐にわたる。澤野・大竹（2004）は、予防行動について公衆衛生学と経済学の２つのアプローチに着目している。公衆衛生学では予防を医療サービスの代替とし、経済学では予防と医療サービスを個人の選択変数として捉え、その両者には乖離があるとしている。

公衆衛生分野では、予防と生活習慣との関係、予防と医療費との関係、また予防政策の評価などから予防を論じている。

竹森（1996）、武田（1998）、高橋（2008）は食習慣、喫煙行動、運動習慣などの生活習慣に地域差があることを示し、日常の健康度と生活習慣が相関関係にあること明らかにした。

Takao *et al.*（2003）、Fukuda *et al.*（2005a, 2005b）、Anzai *et al.*（2005）、Kuriyama *et al.*（2006）、北澤・坂巻（2007）、栗山（2008）は、喫煙、肥満そして運動習慣などの生活習慣をはじめ所得、居住地域、健診受診率そして医療機関の受診行動などが医療費と相関しているとし、予防と医療サービスには代替関係にあるとしている。

さらに実施した予防政策の効果を検証した研究には介入研究などがある。David *et al.*（2010）は、ライフスタイルの変化による予防活動が医療費の抑制に寄与することを明らかにしている。また Steven（2011）は、治療の費用対効果に予防的医薬品の介入が費用の抑制を促していると指摘している。

以上の先行研究から、食習慣や喫煙行動などの生活習慣は地域性が影響し、これら生活習慣によって発症する疾患は、健康状態や生活状況への質の低下だけでなく、医療費の上昇も招いているとされている。このような医療費に対し、予防は一定のコストがかかるが医療費抑制効果もあると提言されており、医療費と予防政策には相関関係があることを明らかにしている。

経済的なアプローチにおいても、予防との関係で生活習慣を取り上げた研究は多く、生活習慣に加え、就業や所得またライフイベントにも注目している。

Kenkel（2000）は、家族歴、教育、医療保険加入などの個人属性が予防の決定要因であるとしている。山田・山田（2002）、井伊・大日（2002）は、医療保険の加入状況や健康診断の受診行動など個人の予防行動と生活習慣に着目しており、岩本（2000）、大石（2000）、野口（2008）、濱秋・野口（2010）は、生活習慣とともに就業や所得また結婚などのライフイベントを取り上げている。

また生活習慣病と医療費[67]との関係を分析した論文として、小椋・鈴木（1998）と鈴木（2007）がある。これらは、医療費の大半を高齢者が占めており、しかも死亡直前の医療費について、虚血性心疾患、高血圧性疾患そして糖尿病などの生活習慣病による費用が大きいことを示している。そして医療費抑制には、生活習慣病予防が有効な政策であると指摘している。

一方で、医療費の価格弾力性を取り上げた研究も多数ある。Manning *et al.*（1986）は、Rand Health Insurance Experiment の大規模な医療実験を行い、価格の弾力性を分析している。国内でも、泉田（2004）、鈴木（2004）、吉田・川村（2004）、熊谷・泉田（2007）が、1997 年の診療報酬改定による価格変化を取り上げ、これら改定が被保険者に負担を移転するコスト・シフティング効果と受診抑制効果を招き、医療費の抑制をもたらすとしている。しかしながら、受診抑制の効果による疾病の重篤化を招くという指摘もある（日吉（2001）、馬場園（2005））[68]。

したがって、生活習慣病は医療費に対し大きな割合を占めており、これら費用に対し価格変化による受診抑制は医療費抑制に一定の効果はあるが、疾病の重篤化という問題も招いている。そのためコストの面に加え、医療の質にも着目することは重要であり、疾病への予防は、両者の視点から有効な手段であると考えられる。

予防を取り上げた研究には、河野（2005）、澤野（2005）がある。これらの研究では、職場の健康診査などの保健事業は、健康保険組合の経常収支赤字額や医療給付費に一定の抑制効果があるとしている。河野・斎藤（2010）は、保健事業が傷病手当金受給率や死亡率に影響を与えていることを示し、伊藤・川渕（2010）は特定健診・特定保健指導の未受診者への受診勧奨が、医療費を増大させるとしている。つまり、企業の健康組合が行っている保健事業には、医療費を抑制する効果と患者の掘り起こしによる医療費増大の相

67）井伊・別所（2006）は、予防行動をはじめマイクロデータを用いた医療制度の実証分析について、詳細なサーベイを行っている。

68）泉田（2004）は、1997 年の診療報酬改定では医療の質への影響は明らかとなっていないと述べている。

反する作用を持っていることが示唆されている。

また、澤野（2009）では、1984年の診療報酬改定以降の政策的な引き上げは、健保組合に赤字をもたらしていることを明らかにしている。しかし、その赤字に対し、保健事業費や附加給付など予防活動の縮小は行われず、保険料引き上げの増収策で対処している実態を指摘している。このことから、予防事業には一定の効果が認められ、診療報酬改定によって健保組合の経営状況が悪化したとしても、必ずしも予防事業費の縮小につながるわけでないことが示唆されている。

しかしながら、健康保険組合レセプトデータなどの職域保険データは、特定の被保険者を取り上げており、医療費の大半を占める高齢者医療の実態や地域の医療資源などは勘案されていない。しかも医療は、地域格差が大きいことが知られており、地域性を考慮した分析が不可欠である。したがって、保健事業と医療費との関係を明らかにするのに、医療費の大半を占める高齢者医療の実態も着目し、居住する地域の医療資源や地域性なども考慮した保健事業の効果を分析することが重要であると考える。

そこで本章では、生活習慣病の発症から悪化に関与する壮年期から高齢者までを対象とし、医療資源や地域性をコントロールしたうえで、地域の健康増進を目指す保健行政政策が医療費の抑制に寄与するかを明らかにする。

3. 保健行政の予防活動の検証

3.1　推定モデルの説明

検証にはパネル分析と三段階最小二乗法の2つの手法を用いる。これは疾患によって受診率が外生的にも内生的にも働く可能性があると考えられるためである[69]。

69）急性期疾患や突然の不慮の事故を想定した場合、受診への必要度が高く、本人の意思や周囲の環境に関係なく、受診が所与として考えられる。一方、病態が安定している場合、医療機関への受診には個人の健康志向や施設の立地などの影響を受ける可能性が高くなる。したがって、疾患や重篤度に応じて、受診率を外生的にも内生的にも働くと想定し、本章では2つの手法を用いる。

パネル分析

社会的に財政負担となる医療費の抑制を考える上で、医療費が、医療要因、保健要因そして地域要因によって、どのように決定されるかをパネル分析で検証する。ここで被保険者あたりの診療報酬が1件あたり診療報酬と受診率の積になることを利用し、線形近似し、推定モデル（1）式を仮定する。

$$y_{1t} = a_0 + a_1 \ln(Z_{1t}) + a_2 \ln(H_{1t}) + a_3 \ln(P_{1t}) + a_4 \ln(M_{1t}) + \mu_{1t} \qquad (1)$$

y は被保険者あたり診療報酬をさし、Z は受診率を示している。H は保健要因を表し、被保険者あたり保健師数、被保険者あたり保健事業費、被保険者あたり保健補導員数の3変数を用いる。P は医療要因を表し、被保険者あたり診療所数、被保険者あたり病床数、被保険者あたり医師数の3変数を使用する。M は地域要因を表し、被保険者あたり健康診断受診延人数と被保険者あたり健康教室参加者などの健康意識に関する2変数と、75歳以上高齢者割合や1人あたり課税所得などの人口構成や所得に関連する2変数を採用する。

三段階最小二乗法（three-stage least squares：3SLS）

仮説において想定されたように、受診率が内生的に決定されるという効果を的確にとらえ、その効果を排除した分析が必要となる[70]。そこで、受診率を内生変数としてとらえ、(1) 式を以下の二つの方法で推定し、保健活動が、医療費に与える効果を検証する。

第一の方法は、パネル分析であり、受診率を含めすべての変数を外生変数とし、保健活動による効果を分析する。第二の方法は、三段階最小二乗法（three-stage least squares：3SLS）である。この方法を用いて、保健活動が受診率にも影響を与えることを考慮し、受診率を内生変数として同時推定する。このことによって、保健活動が、受診率を経由する形だけでなく、受診

70）澤野・大竹（2004）、澤野（2005）によれば、予防活動や医療における従来の先行研究では、第一段階目に受診するか否かを推定し、第二段階目にサービス量に着目する Two Part Model が用いた研究が多くある。

率を経由しない形で、各診療行為における医療費（1件あたり医療費）への効果をも適正に把握することができる[71)]。具体的には、説明変数に対数値を取った以下の定式化での推定を行う。

$$y_{1t} = a_0 + a_1 \ln(Z_{1t}) + a_2 \ln(H_{1t}) + a_3 \ln(P_{1t}) + a_4 \ln(M_{1t}) + \mu_{1t} \quad (2)$$

$$\ln(Z_{1t}) = \beta_0 + \beta_1 \ln(H_{2t}) + \beta_2 \ln(P_{2t}) + \beta_3 \ln(M_{2t}) + \mu_{2t} \quad (3)$$

ここで添え字の数値は、市町村でtは各年度を示している。本章の目的は、保健行政による医療費抑制の効果を計測することにあるため、被保険者あたり診療費に、保健行政活動を表す保健師数、保健事業費そして保健補導員が影響をあたえるかに着目する。

変数の取り扱いについては、先行研究に則って、次の2点に配慮している。

1つに、因果の特定を明らかにすることである。医療費への抑制には保健要因以外の要因も考えられる。具体的には、医療供給の実態や人口構成、収入、そして健康意識などにも影響を受けるとみなし、これら変数をコントロールしたうえで、保健要因の影響を明らかにする。

2つめに、保健要因と医療費との間で逆因果が生じる可能性がある。つまり保健要因は、医療費の抑制をもたらすだけでなく、医療費抑制への予防の

---

71) 内生性を考慮した、あるいは患者の受診行動を通して間接的に影響を与える効果を単純回帰分析で推定するならば、観察可能もしくは観察不可能な要因が、受診率と誤差項に相関を招き、推定量は一致性を持たなくなる。つまり保健活動を表す変数と患者が受診しているかどうかは対応していないかもしれないため、保健行政の対象外患者が対象として含まれ、保健活動の効果が過剰推計となって観測誤差を生じさせることがある。この問題に対処するため、同時方程式モデルを用いる。同時方程式モデルでよく用いられる推定方法に二段階最小二乗法（two-stage least squares：2SLS）があるが、これは、連立方程式を1本ごとにとくため、方程式間の誤差項の相関や方程式ごとの組み合せが検討されていない。方程式間の誤差項を考慮したものに、Zellerの見かけ上無相関な方程式の推計（seemingly unrelated regressions：SUR）があるが、これは説明変数と誤差項は相関していないという仮定を置いている。一方で、本書で用いる3SLSは方程式間の誤差項の相関も説明変数と誤差項との相関も考慮しているため、より適切な推計ができる。内生性を考慮した操作変数法（操作変数には第一次産業者割合と人口一人あたり課税所得を用いる）による推計も行い、結果の頑健性を確認している。

期待があがり、逆に医療費を上昇させる効果も考えられる。この点については、推定結果の符号を見ることで検証する。

3.2　データならびに変数の説明

本章では、長野県国民健康保険連合より提供された「国民健康保険のレセプトデータ」に記載された諸率データと個票データを主に用いる。これは、病院側が国民健康保険組合に対し、医療保険料請求のために発行する診療報酬明細書で、5 月時点の医用費の要約情報が納められた病類統計データである。分析期間は 2006 年度から 2009 年度のデータを使用する。

「国民健康保険のレセプトデータ」の諸率データから市町村別「被保険者数」を抽出し、個票データから各受診者の第一病名（主病名）が、全疾患と糖尿病疾患に該当する場合の「診療報酬」と「疾患件数」を抽出し、市町村毎[72)]に集計する。

データには、ID、医療機関名、診療年月、生年、年齢、性別、保険種別（一般国保、老人保健、退職国保）、市町村コード、診療区分（入院、外来、歯科、調剤別）、初診料有区分、処方箋有区分[73)]、日数、点数、食事基準額、病類コードがある。

また、対象疾患には全疾患と糖尿病疾患の 2 つを取り上げる。糖尿病疾患[74)]については、日本糖尿病学会の合併症基準を参考に、診断名にⅡ型糖尿

72）厚生労働省（2009）「医療費の動向（年度版）」によれば、1 人あたり医療費の伸び率は、全国平均で、2006 年度には-0.40%、2007 年度には 3.20%、2008 年度には 2.60%、2009 年度には 3.00% である。本書の扱う長野県国民健康保険連合団体（2009）「グラフでみる長野県の国保」は、80% 以上の市町村が 1 人あたり医療費の伸び率が 10% 前後で推移しているものの、市町村単位での医療費は、変動が大きいという課題は残されている。

73）処方箋有区分は 1）処方箋有、2）在宅自己注射のみ実施、3）在宅自己注射かつ腹膜灌流実施、4）在宅自己注射かつ人工透析実施、5）在宅自己注射かつ腹膜灌流かつ人工透析実施、6）腹膜灌流かつ人工透析実施、7）腹膜灌流のみ実施、8）人工透析のみ実施がある。

74）糖尿病データの抽出方法は多様である。古川・西村（2007）、日高他（2005）、稲田他（2005）は健康診査データの FPG と血糖値のデータから糖尿病罹患者を抽出している。北澤・坂巻（2007）、伊藤・川渕（2010）、鈴木（2011）はレセプトデータの病名を用いている。これら先行研究の多くは、糖尿病合併症も含め糖尿病疾患としている。本書では、データの制約上、レセプトデータの診断名をもとに、日本糖尿病学会の合併症基準を参考に、Ⅱ型糖尿病と糖尿病網膜症、糖尿病腎症、糖尿病神経障害などの糖尿病合併症を糖尿病とする。

病と糖尿病網膜症、糖尿病腎症、糖尿病神経障害などの糖尿病合併症を対象とした。したがって、以下の「疾病コード・分類名」に「040201　糖尿病」、「040202　糖尿病性腎症」、「040203　糖尿病性神経障害」、「040204　糖尿病性網膜症」の一つでも該当している場合、それら個票データを抽出し、市町村毎に下記の変数を作成した。なお、【　】は作成した変数を示している。

【被保険者あたり全疾患診療報酬】
　　＝「全疾患診療報酬総数」／「被保険者数」
【被保険者あたり糖尿病診療報酬】
　　＝「糖尿病診療報酬総数」／「被保険者数」
【全疾患受診率】＝「全疾患件数」／「被保険者数」
【糖尿病受診率】＝「糖尿病件数」／「被保険者数」

保健行政関連要因には、長野県国民健康保険連合「保健事業実施状況」から保健師数と保健補導員数を、厚生労働省「国民健康保険事業年報」から保健事業費[75)]を用いて、市町村毎に下記の変数を作成する。

【被保険者あたり保健師数】＝「保健師数」／「被保険者数」
【被保険者あたり保健事業費】＝「保健事業費」／「被保険者数」
【被保険者あたり保健補導員数】＝「保健補導員数」／「被保険者数」

また、医療費の抑制効果には保健要因以外の要素も含む可能性があるとされ、因果の特定を考慮し、医療資源や地域性からの影響も考えていく必要がある。そこで、河野（2005）を参考に、医療費には、医療供給や人口構成などの地域性、収入や健康意識などの個人属性にも影響を受けるとし、コントロール変数として用いる。

具体的には、医療供給として、厚生労働省「医療施設調査」の診療所数、

75）データの制約から、本書で用いる保健師業務、保健事業費、保健補導員業務は生活習慣病を含めた全職員数と全事業費であり、生活習慣病に特化したデータにはなっていない。

病床数そして医師数の変数を採用する。個人属性と地域性については、各地域の健康志向、人口構成そして収入に注目し、厚生労働省「地域保健・健康増進事業報告」、と総務省「国勢調査」データから、下記の変数を作成する。

【被保険者あたり診療所数】＝「診療所数」／「被保険者数」
【被保険者あたり病床数】＝「病床数」／「被保険者数」
【被保険者あたり医師数】＝「医師数」／「被保険者数」
【被保険者あたり健康診断受診延人数】
　　＝「健康診断受診延人員数」／「被保険者数」
【被保険者あたり健康教室参加者数】＝「健康教室開催数」／「被保険者数」
【75 歳以上後期高齢者率】＝「75 歳以上人口」／「人口」
【人口１人あたり課税所得】＝「課税所得」／「人口」

上述のデータについては、市町村合併の進展により、各年度の市町村の総数は異なる。そこで、分析対象の最終年度である 2009 年度の市町村の総数に合うように、現実の市町村合併を反映した形で、2006 年度、2007 年度、2008 年度の市町村数を調整し、19 市 25 町 37 村の 81 市町村の 4 年間のバランスド・パネルデータを作成した。これらデータの出所と記述統計量は、表 6-1 にまとめている。

なお、本章末尾の補論において、データとして取り上げた長野県の医療・保健行政の説明を加えている。

3.3　仮説の説明

前述の社会背景を踏まえ、全疾患と糖尿病に着目し、予防活動を主とする保健業務が医療費の抑制に寄与し、財政問題への解決策となると想定し、保健要因の効果を検討した。ここでは、「保健行政による予防活動が医療費を抑制させる」という仮説をあげ、予防が次の 3 つの段階で効果を及ぼすと考える。(図 6-2 参照)。

第１は、受診前に及ぼす効果である。健康教室の実施等、受診前の予防

表6-1　記述統計

	項目名	定義	記号	平均	標準偏差	最小	最大	データ出所
	被保険者あたり全疾患診療報酬	全疾患診療報酬／被保険者数	y	41870.2700	62308.1500	2081.6650	520307.2000	[1]
	被保険者あたり糖尿病診療報酬	糖尿病診療報酬／被保険者数	y	8303.3030	12995.3900	320.9436	124097.8000	[1]
	全疾患受診率	全疾患件数／被保険者数	z	1.4887	2.1885	0.0631	18.3222	[1]
	糖尿病受診率	糖尿病件数／被保険者数	z	0.1963	0.2835	0.0076	2.4061	[1]
保健要因	被保険者あたり保健師数	保健師数／被保険者数	H	0.0011	0.0009	0.0001	0.0096	[1] [2]
	被保険者あたり保健事業費	保健事業費／被保険者数	H	2085.1150	1386.5360	45.7101	9479.5580	[1] [6]
	被保険者あたり保健補導員数	保健補導員数／被保険者数	H	0.0200	0.0129	0.0024	0.1384	[1] [2]
医療要因	被保険者あたり診療所数	診療所数／被保険者数	P	0.0015	0.0008	0.0004	0.0079	[1] [4]
	被保険者あたり病床数	病床数／被保険者数	P	0.0167	0.0224	0	0.1370	[1] [4]
	被保険者あたり医師数	医師数／被保険者数	P	0.0027	0.0024	0	0.0131	[1] [5]
地域要因	被保険者あたり健康診断受診延人数(生活習慣病関連)	健康診断受診延人員数／被保険者数	M	0.2412	0.3238	0	1.7865	[1] [3]
	被保険者あたり健康教室参加者数(生活習慣病関連)	健康教室開催数／被保険者数	M	0.1082	0.1637	0	1.2942	[1] [3]
	75歳以上後期高齢者率	75歳以上人口／人口	M	0.3431	0.0905	0.1394	0.8173	[1] [7]
	人口1人あたり課税所得	課税所得／人口	M	2778.2580	232.7776	2204.4720	3594.5880	[1] [7]

注：各変数の出典は以下の通りです。
[1] 長野県国民健康保険団体連合会「国民健康保険レセプトデータ」2006年度、2007年度、2008年度、2009年度
[2] 長野県国民健康保険団体連合会「保健事業実施状況」2006年度、2007年度、2008年度、2009年度
[3] 厚生労働省大臣官房統計情報部「地域保健・健康増進事業報告」2006年度度、2007年度度、2008年度度、2009年度
[4] 厚生労働省大臣官房統計情報部「医療施設調査」2006年度度、2007年度度、2008年度度、2009年度
[5] 厚生労働省大臣官房統計情報部「医師・歯科医師・薬剤師調査」2004年度、2006年度、2008年度
[6] 厚生労働省保険局調査課「国民健康保険事業年報」2006年度、2007年度、2008年度、2009年度
[7] 総務省統計局「都道府県・市町村のすがた」

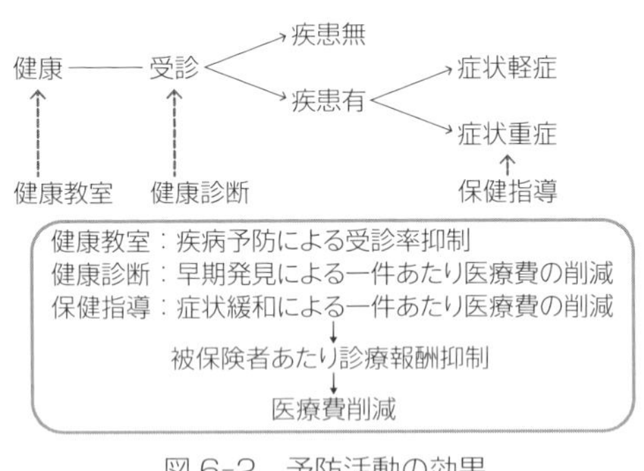

図6-2　予防活動の効果

出所）筆者作成

活動は、疾患の発症予防を通じて受診率を抑制し、結果として、医療費が抑制すると考えられる。

第2は、受診時に及ぼす効果である。健康診断は、受診率を引き上げる効果を持つが、受診による疾患の早期発見は、結果として、短期的に医療費を拡大するかもしれないものの、長期的には抑制に寄与するものと思われる。

第3に、受診後に及ぼす効果である。疾患が見つかった場合においても、保健指導など重症化予防を実施することで医療費は抑制できると考えられる。

したがって、これらより、

「受診率の拡大による効果を取り除く限り、保健行政による予防活動は、医療費に対して負の効果を及ぼす」

という仮説を立てることができる。

この仮説を検証するために、予防活動の変数として、保健師、保健事業費そして保健補導員の3変数を用いる。長野県国民健康保険連合（2009）「保健事業実施状況」によると、保健師は健康診査・健康教育、訪問保健活動、地区管理・業務管理を行っており、近年は特定健康指導・特定保健指導などの健康診断などを実施している。したがって、行政による人的効果として用いる。保健事業費は、健康診査、健康増進事業や健康相談関係などの保健活動に投じられる費用を示している。そこでコスト面からの効果を検証する。保健補導員については、成人活動への取り組み、母子保健活動、禁煙運動、健康づくり大会など地域の健康活動を行っている。そこで地域根ざした人的投入という視点から評価する。

前述の仮説をもとに、以下では分析対象として、まず、全疾患を取り上げる。加えて、予防活動が効果的とされている生活習慣に注目し、生活習慣病の一つである糖尿病を取り上げ、分析を行う。

4. 保健行政の予防活動の推定結果

結果については、表6-2および表6-3に整理されている。本章では、まず、総合的な視点から、全疾患を対象に保健活動の予防効果を推定した後、より保健活動の影響を与えると思われる糖尿病における予防の効果を推定した。このとき、受診率を外生的にとらえた場合と内生的[76]にとらえた場合の2つの視点から分析を行った。

つまり受診率を外生的にとらえているパネル分析については、受診への必要度は高く、本人の意思や周囲の環境に関係なく、受診が所与として与えられるだろう。なお、パネル分析のモデル選択については、Hausman検定[77]を実施し、固定効果推定法もしくは変量効果推定法を採用している。検定結果は推計結果のHausman検定1に示している。

三段階最小二乗法は受診率を内生的にとらえている。これは、医療機関への受診には個人の健康志向、施設の立地、所得や職業などの説明変数ではとらえきれない要因の影響を受け、受診率は内生的説明変数となる。

76）内生性とは説明変数と誤差項が独立せず相関し、共分散となる場合をいう。説明変数が内生的である場合、推計結果に漸近的なバイアスが生じる。

77）Hausman検定は個別主体要因が説明変数と無相関であるとの帰無仮説を立てて、カイ二乗検定をする。

最後に、パネル分析と三段階最小二乗法で分析を行った後、Hausman 検定を実施し、分析手法を選択している。検定結果は検定結果の Hausman 検定 2 に示している。

4.1　全疾患対象における医療費抑制の効果

パネル分析と三段階最小二乗法とで Hausman 検定を行った結果、パネル分析の固定効果推定法が採用された。これは、保健要因や医療要因などさまざまな要因が受診率を介して診療報酬に与えるといった内生ではなく、受診率が外生として効いていることを示している。

パネル分析における結果は、表 6–2 の【Model 1】から【Model 3】に示す。受診率を外生とする本推定において、【被保険者あたり保健事業費】は負に有意に働いている[78)]。推定結果から、【被保険者あたり保健事業費】が 1％増加したときの【被保険者あたり全疾患診療報酬】の効果は 3,510.347 円の減少となる。また、【被保険者あたり保健事業費】の平均値で評価した場合、【被保険者あたり保健事業費】が 1 円上昇した場合、1.683 円下がり、社会的な財政負担が減少するという結果となった。しかしながら【被保険者あたり保健師数】と【被保険者あたり保健補導員数】は有意に働かない結果となった。

このことから、全疾患における予防の効果は、【被保険者あたり保健師数】や【被保険者あたり保健補導員数】などの人的資源投入よりも【被保険者あたり保健事業費】のような費用による財源投入のほうが医療費の抑制の効果があることが検証された。

したがって、受診率は外生に効いており、これら受診率の拡大による効果を取り除く限り、保健行政による予防活動は保健事業費などの財源投入が医療費の抑制に効果があることが明らかとなった。

ただし、この結果から、保健師や保健補導員による予防効果はないと考え

78）医療費が上昇することにより予防への期待があがり保健要因が上がるという逆の因果関係が生じている可能性があるが、本書の推計結果は負の効果を示しており、逆因果の可能性は低いと判断できる。

るのには問題がある。上記でも述べたように、保健活動が与える予防効果は、疾患別で異なると考えられるからである。以下では、その視点から、糖尿病に特化した分析を行う。

4.2　糖尿病疾患における医療費抑制の効果

糖尿病でも同様に、パネル分析と三段階最小二乗法の両方で分析を行い、Hausman 検定でモデルの検証を行った。その結果、パネル分析の固定効果推定法が採用され、糖尿病においても受診率は外生に効いた。推定結果は、表 6-3 の【Model 1】から【Model 6】に示している。

分析結果から、【被保険者あたり保健師数】と【被保険者あたり保健事業費】が負に有意であるとの結果を得たが、【被保険者あたり保健補導員数】では有意な結果が得られなかった。このことから、【被保険者あたり保健師数】と【被保険者あたり保健事業費】は、予防活動を通じて、医療費の抑制に寄与していることが検証された。

表 6-3 の【Model 1】の結果から、【被保険者あたり保健事業費】が 1 % 増加したときの【被保険者あたり糖尿病診療報酬】の効果は 928.826 円の減少となる。また、【被保険者あたり保健事業費】の平均値で評価した場合、【被保険者あたり保健事業費】が 1 円上昇したとき、【被保険者あたり糖尿病診療報酬】が 0.445 円抑制する結果となった。

このことから、糖尿病疾患では受診率は外生に効いており、これら受診率の拡大による効果を取り除く限り、保健行政による予防活動は保健師数と保健事業費の 2 つの要因によって医療費抑制に効果があることが検証された。

このことから、【被保険者あたり保健師数】や【被保険者あたり保健事業費】が医療費の抑制に直接つながっている結果となり、これら要因が増えることによって、【被保険者あたり糖尿病診療報酬】が下がり、社会的な財政負担を減少することが示された。

したがって、加齢とともに症状が進行したり、合併症なども罹患したりする糖尿病の特徴を踏まえると、介入が遅れるほど社会的な財政負担が増加するため、保健師数の導入や保健事業費の投入は、将来的には財政負担を逓減

表 6-2　全疾患

パネル 被保険あたり 全疾患診療報酬		Model 1	Model 2	Model 3
		固定効果モデル	固定効果モデル	固定効果モデル
		係数	係数	係数
保健要因	全疾患受診率	10156.400*** (6.60)	9466.040*** (10.00)	9380.5400*** (9.08)
	被保険者あたり保健師数	-751.299 (-0.69)		
	被保険者あたり保健事業費		-3510.347*** (-3.67)	
	被保険者あたり保健補導員数			425.9974 0.25
医療要因	被保険者あたり診療所数	-2674.941 (-0.82)	-5139.817* (-1.72)	425.9974 (0.25)
	被保険者あたり病床数	-22929.790*** (-5.33)	-23833.780*** (-6.38)	-23916.8700*** (-5.86)
	被保険者あたり医師数	-828.527 (-0.41)	-1854.677 (-0.99)	-1023.1040 (-0.50)
環境要因	被保険者あたり健康診断受診延人数（生活習慣病関連）	-390.115 (-0.78)	-49.718 (-0.11)	-440.8985 (-0.90)
	被保険者あたり健康教室参加人数（生活習慣病関連）	184.589 (0.67)	153.450 (0.61)	159.6386 (0.58)
	75 歳以上高齢者割合人口	-3171.827 (-0.23)	-11559.630 (-0.92)	-4350.0560 (-0.32)
	1 人あたり課税所得	1553.735 (0.10)	10287.860 (0.68)	-324.6092 (-0.02)
	2006 年度ダミー	-670.049 (-0.31)	-3096.335 (-1.47)	-604.0927 (-0.28)
	2007 年度ダミー	-105.007 (-0.04)	-3025.701 (-1.22)	-97.9456 (-0.04)
	2008 年度ダミー	324.236 (0.53)	-247.263 (-0.43)	389.2185 (0.64)
	cons	212811.000* (1.69)	183913.700 (1.62)	231002.900* (1.87)
	R-square（within）	0.7453	0.7849	0.7438
	Ftest	F(31,70) = 4.960***	F(31,70) = 7.630***	F(31,70) = 6.130***
	Breusch and Pagan test	chi2(1) = 16.900***	chi2(1) = 20.680***	chi2(1) = 16.350***
	HausmanTest 1	chi2(10) = 28.200**	chi2(10) = 42.530**	chi2(11) = 35.640***
	HausmanTest 2	chi2(11) = 28.200**	chi2(11) = 42.530***	chi2(11) = 60.610***
	obs	299	299	299

備考 1）＊＊＊、＊＊、＊は、それぞれ有意水準 1 %、5 %、10% で帰無仮説を棄却し、統計的に有意であることを示す。

備考 2）係数の（　）の数値は、*t* 値を示している。

3SLS	Model 4		Model 5		Model 6	
	被保険者あたり全疾患診療報酬	受診率	被保険者あたり全疾患診療報酬	受診率	被保険者あたり全疾患診療報酬	受診率
	係数	係数	係数	係数	係数	係数
	23093.200		14720.110**		13964.380*	-0.0573
	(1.48)		(1.81)		(1.70)	(-0.38)
	-7523.830**	0.526***			786.629	
	(-0.92)	(11.85)			(0.52)	
			-3702.252***	0.0301369		
			(-4.11)	(0.32)		
	2968.970	-0.417**	-4489.038*	-0.1291407	-2470.605	-0.1479
	(0.42)	(-2.17)	(-1.65)	(-0.44)	(-0.89)	(-0.51)
	-12147.200	-0.827***	-22181.170***	-0.3245357	-22834.390***	-0.3055
	(-0.87)	(-3.31)	(-5.29)	(-0.88)	(-5.33)	(-0.83)
	927.461	-0.143	-1056.514	-0.158741	-546.327	-0.1465
	(0.27)	(-1.18)	(-0.45)	(-0.86)	(-0.23)	(-0.79)
		-0.032		0.0033335		-0.0120
		(-1.09)		(0.09)		(-0.30)
		0.007		0.0289204		0.0307
		(0.64)		(1.17)		(1.24)
	580.524	-0.256	-21431.170	1.84862	-12939.230	1.7754
	(0.04)	(-0.31)	(-1.07)	(1.51)	(-0.65)	(1.46)
	5572.871	-0.296	881.273	1.755957	-11080.980	1.9648
	(0.29)	(-0.30)	(0.04)	(1.19)	(-0.52)	(1.35)
	-1162.716	0.043	-3748.840*	0.1186331	-1037.462	0.0910
	(-0.46)	(0.33)	(1.85)	(0.57)	(-0.48)	(0.46)
	-1148.922	0.043	-4589.922	0.2897531	-1370.896	0.2625
	(-0.37)	(0.33)	(-1.34)	(1.19)	(-0.42)	(1.13)
	-509.537	0.065*	-613.894	0.0703458**	169.795	0.0605
	(-0.40)	(1.77)	(-0.77)	(1.23)	(0.22)	(1.10)
	90021.580	9.888	238190.3*	-7.816148	300001.000	-9.100
	(0.41)	(1.28)	(1.85)	(-0.69)	(2.24)	(-0.81)
	0.9137	0.9246	0.9479	0.832	0.9442	0.8316
	chi2 = 1228.790***	chi2 = 1399.780***	chi2 = 1996.580***	chi2 = 564.590***	chi2 = 1849.880***	chi2 = 565.120***
	299		299		299	

備考 3）Hausman 検定 1 では、パネル分析のモデルの検定を実施し、固定効果モデルもしくは変量効果モデルを採用している。Hausman 検定 2 では、分析方法の検定を行い、パネル分析もしくは三段階最小二乗法を採用している。

備考 4）市町村毎にダミーを作成し、異質性をとらえている。なお、紙面の都合上割愛している。

表6-3　糖尿病

	被保険者あたり糖尿病診療報酬	Model 1	Model 2	Model 3
		変動効果モデル	固定効果モデル	固定効果モデル
		係数	係数	係数
保健要因	糖尿病受診率	3246.244*** (5.81)	2591.207*** (6.62)	2566.769*** (6.34)
	被保険者あたり保健師数	-728.804*** (-1.77)		
	被保険者あたり保健事業費		-928.826** (-2.26)	
	被保険者あたり保健補導員数			430.633 (0.63)
医療要因	被保険者あたり診療所数	-1601.132 (-1.20)	-2740.477** (-2.13)	-2201.240* (-1.68)
	被保険者あたり病床数	-3798.877** (-2.22)	-4701.858*** (-2.93)	-4749.932*** (-2.87)
	被保険者あたり医師数	238.814 (0.30)	-100.498 (-0.13)	52.256 (0.06)
環境要因	被保険者あたり健康診断受診延人数(生活習慣病関連)	-132.537 (-0.67)	-78.808 (-0.40)	-177.464 (-0.89)
	被保険者あたり健康教室参加人数(生活習慣病関連)	49.431 (0.45)	16.304 (0.15)	12.095 (0.11)
	75歳以上高齢者割合	165.398 (0.03)	-3312.244 (-0.62)	-1192.053 (-0.22)
	人口1人あたり課税所得	-3584.223 (-0.55)	-1639.944 (-0.25)	-4638.944 (-0.70)
	2006年度ダミー	771.767 (0.87)	-107.757 (-0.12)	587.976 (0.66)
	2007年度ダミー	710.139 (0.69)	-193.360 (-0.18)	613.774 (0.59)
	2008年度ダミー	213.504 (0.89)	61.144 (0.25)	239.537 (0.97)
	cons	80235.060 (1.60)	-2196.947 (1.59)	90825.940* (1.79)
	R-square（within）	0.574	0.585	0.558
	GaussianWald/Ftest	chi2(12) = 2451.720**	F(31,70) = 2.670***	F(31,70) = 2.310***
	Breusch and Pagan test	chi2(1) = 1.940*	chi2(1) = 3.520**	chi2(1) = 2.120*
	HausmanTest 1	chi2(12) = 16.560	chi2(12) = 24.810**	chi2(12) = 23.840**
	HausmanTest 2	chi2(11) = 41.800***	chi2(10) = 24.910**	chi2(11) = 18.970**
	obs	299	299	299

備考1）***、**、*は、それぞれ有意水準1%、5%、10%で帰無仮説を棄却し、統計的に有意であることを示す。

備考2）係数の（　）の数値は、t 値を示している。

3SLS	Model 4		Model 5		Model 6	
	被保険者あたり診療報酬	糖尿病受診率	被保険者あたり診療報酬	糖尿病受診率	被保険者あたり診療報酬	糖尿病受診率
	係数	係数	係数	係数	係数	係数
	4068.679		2331.856		262.5742***	
	(0.90)		(0.40)		(0.04)	
	-1154.697	0.520***				
	(-0.50)	(10.59)				
			-957.162**	0.0458		
			(-2.20)	(0.47)		
					265.0933	-0.090
					(0.31)	(-0.57)
	-904.882	-0.654***	-2815.583	-0.374	-3024.758	-0.391
	(-0.28)	(-3.04)	(-1.30)	(-1.22)	(-1.19)	(-1.30)
	-3140.993	-0.836***	-4832.263**	-0.354	-5616.628	-0.355
	(-0.76)	(-3.03)	(-2.11)	(-0.93)	(-2.23)	(-0.93)
	249.6402	-0.156	-207.034	-0.168	-434.6103	-0.175
	(0.27)	(-1.16)	(-0.17)	(-0.88)	(-0.33)	(-0.91)
		-0.031		0.016		
		(-0.93)		(0.33)		
		-0.012		0.013		
		(-0.68)		(0.49)		
	630.7738	-0.337	-2933.809	1.730	2538.935	1.589
	(0.13)	(-0.37)	(-0.25)	(1.36)	(0.21)	(1.26)
	-4839.138	1.109	-1002.099	3.023**	2279.439	3.163**
	(-0.71)	(1.02)	(-0.05)	(1.96)	(0.10)	(2.09)
	1060.298	-0.310**	-187.722	-0.229	-16.28069	-0.271
	(0.66)	(-2.13)	(-0.13)	(-1.06)	(-0.01)	(-1.31)
	762.3352	-0.033	-180.960	0.175	918.7166	0.129
	(0.91)	(-0.19)	(-0.13)	(0.69)	(0.69)	(0.53)
	220.82	0.016	72.338	0.026	297.1639	0.018
	(1.05)	(0.40)	(0.29)	(0.44)	(1.20)	(0.31)
	86930.880**	-2.070	78851.830	-18.619	53998.260	-18.696
	(2.18)	(-0.24)	(0.65)	(-1.58)	(0.39)	(-1.60)
	0.881	0.922	0.888	0.845	0.825	0.845
	chi2 = 794.170***	chi2 = 1342.620***	chi2 = 831.310***	chi2 = 621.580***	chi2 = 529.170***	chi2 = 623.010***
	299		299		299	

備考3）Hausman 検定1では、パネル分析のモデルの検定を実施し、固定効果モデルもしくは変量効果モデルを採用している。Hausman 検定2では、分析方法の検定を行い、パネル分析もしくは三段階最小二乗法を採用している。

備考4）市町村毎にダミーを作成し、異質性をとらえている。なお、紙面の都合上割愛している。

もしくは増加をくいとめている可能性もある。

5. 保健行政の予防活動の評価

本章では、全疾患と糖尿病の2種類を取り上げ、保健師数、保健事業費そして保健補導員数の3変数から、保健活動が医療費の抑制に与える影響について分析を行った。

このとき推定には、因果の特定を明らかにするため、保健要因以外に医療供給の実態や人口構成、収入、そして健康意識などにも医療費は影響を受けるとし、これら変数をコントロールしたうえで、保健活動の影響を実証した。

推定結果から、保健活動による医療費抑制の効果は、全疾患では費用的な財源投入のみ、その効果が認められたが、糖尿病については、人的資源投入においても費用的財源投入においても費用抑制の効果が示された。

また、健康保険組合データを用いた河野（2005）と同様に、推定結果から導出される財源投入による費用抑制効果は、相対的に小さくなっている。しかしながら、加齢や症状憎悪によって医療費が上昇する疾患の場合、介入が遅れるほど社会的な財政負担が増加するため、将来的には財政負担を逓減もしくは増加をくいとめている可能性がある。この点を踏まえると、保健事業費の投入や保健師の導入によって、一時的にその影響は小さいとしても、将来的には医療費を抑制させる可能性があることが推測される。

一方、保健補導員については有意な結果が認められなかった。これは、保健補導員自体が住民の自主的組織で構成されており、保健師のサポートとして、生活習慣病予防の普及、健康教育活動への協力そして健康診断の広報といった役割を果たしている。そのため、住民レベルからの健康活動であるため、医療費抑制に直接的な影響を与えていないことが原因と考えられる。

以上の結果から、保健要因には一定の医療費抑制効果があることが明らかとなり、保健師、保健事業費そして保健補導員などの保健要因によって医療費に与える影響の方法や程度が異なることが明らかとなった。

しかしながら、本研究にはいくつかの課題が残されている。

１つめに、市町村単位の問題である。本章では、保健行政の政策評価を行うため、長野県国保データを市町村単位で集計し、医療費に与えうる要因について、統計学的な解析を行っている。しかしながら、市町村単位での医療費は、変動が大きいという課題も残されている。その理由としては、人口の小さい市町村で高額な医療費のかかる傷病罹患者が発生している可能性があげられよう。今後、データの精査が必要であろう。

２つめに、保健要因についてである。データの制約から、用いた保健師業務、保健事業費、保健補導員業務は生活習慣病を含めた全職員数と全事業費であり、生活習慣病の指導に特化したデータになっていない。より精密なデータの作成が必要であろう。

３つめには、糖尿病データの抽出方法である。本章では、日本糖尿病学会の合併症基準を参考に、診断名にⅡ型糖尿病と糖尿病網膜症、糖尿病腎症、糖尿病神経障害などの糖尿病合併症を対象とした。しかしながら、先行研究では健康診断データを用いて糖尿病患者のデータを抽出しているのに比べ、本章では病名にのみ依存している。また合併症についても先行研究では３大合併症以外も含めて、より広義なとらえ方を行っているものもある。したがって糖尿病データの抽出においてより精密にかつ広義なとらえ方をすることで予防の効果を正確に検証していくことも必要であろう。

補論：長野県の医療政策と保健政策

第6章では、医療過疎地も多く存在する地理的条件のなか、地域に密着した保健活動に積極的に取り組んできた長野県を、本書の目的に沿った最適なデータとして取り上げた。以下では、データとして用いた長野県の医療・保健行政について概観する。なお、長野県の保健行政圏については図6-3で示す。

1　医療政策

医療資源について、厚生労働省「医療施設調査（2009年）」によると、病院数、病床数そして医師数ともに全国平均を下回っている。人口10万あたり病院数は全国平均6.9施設に対し6.2施設、病床数については人口10万あたり全国平均1,256.0床に対し1,143.2床である。医師数については人口10万あたり205.0人と、全国平均の224.5人と比べ少ない値を示している。またその稼働状況は、病床利用率そして平均在院日数ともに全国平均より低い。このことから、長野県の医療行政の特徴として医療資源そして稼働状況ともに全国平均よりも低いことがわかる。

一方、コストの面についても、老人医療費の1日あたり診療費は、全国平均を上回って高いが、1件あたり日数と受診率が低いことから、1人あたり医療費が抑えられている。この値は、経年的にみても、1996年以降2006年度まで全国的に最も低く推移している。したがって、医療資源、利用状況そしてコストの面から併せてみたとき、長野県は全国的に医療費が抑えられていることが推測される。

2　保健政策

厚生労働省「衛生行政報告（2006年度）」と「地域保健・健康増進事業報告（2009年）」によると、長野県の保健師数は多く、また地域住民の健診受診率も全国平均よりも高い[79)]ことが示されている。

保健師の事業内容については、「平成22年度　保健事業実施状況（長野

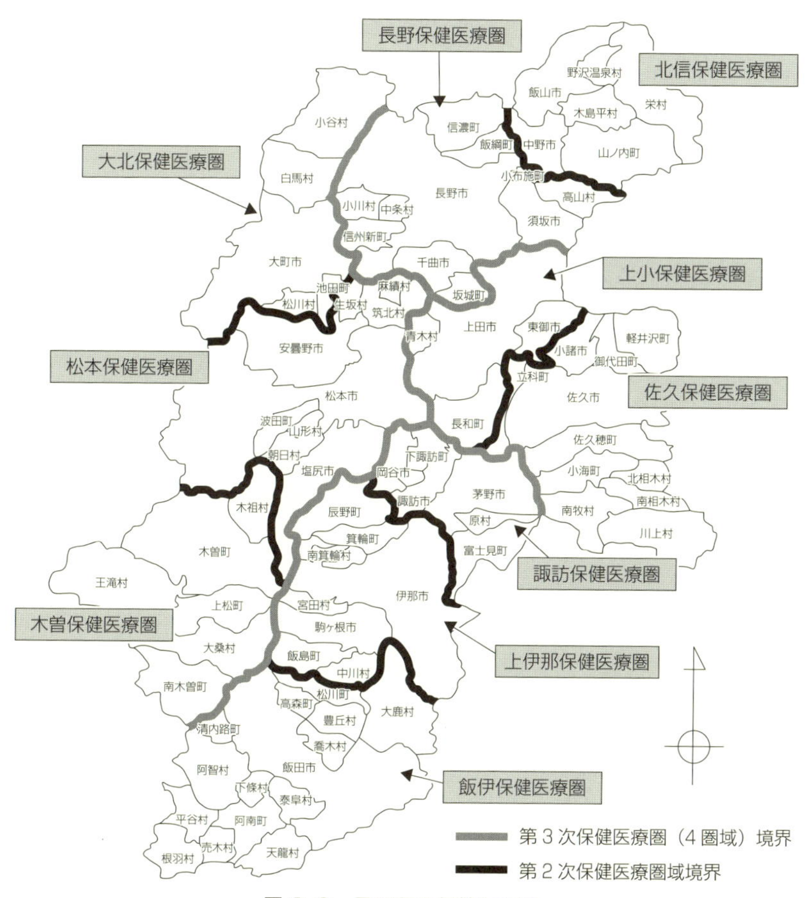

図 6-3　長野県の保健行政圏

出所）「都道府県別にみた二次医療圏・保健所・市町村保健センター数」（2009 年）より抜粋

県国民健康保険団体連合会）」によると、特定健診・特定保健指導そして受診勧奨などの健診業務、健康教室や生活習慣病改善教室などの啓発活動業務そして訪問指導・相談業務がある。特に、保健師は、生活習慣病とくに糖尿

79）長野県の特徴として保健師数と健診受診率ともに高く保健活動が活発であるといわれている。保健師数については、人口 10 万あたり保健師数は 58.5 人と全国平均 34 人を上回って多く、健診受診率についても長野県では 9.3 人と全国平均 6.2 人に対し高い。

病予防を目的とした特定健診・特定保健指導業務[80]などの健診業務を主に実施している。

また保健事業費の用途については、「平成22年度　保健事業実施状況（長野県国民健康保険団体連合会）」で整理されている。保健事業費の事業区分には健康増進事業、データの収集管理、広報事業そしてその他の4種類があり、とくに健康増進事業に重きがおかれている。健康増進事業の詳細は健康づくり教室や予防教室などの健康教育関係、訪問指導などの健康相談関係、特定健診・特定保健指導や人間ドックなどの健康診査関係、そして健康祭りといったその他に区分されている。

さらに長野県の保健資源の特徴の一つに、住民の自主的組織である保健補導員がある。昭和20年に高甫村（現須坂市）で一般家庭の主婦が保健師の手助けをしたのが始まりで、その後長野県国保地域医療推進協議会を中心に展開され、昭和60年には長野県保健補導員等連絡協議会が設置され、現在は全市町村に配置されている。全県的に保健補導員制度が組織されているのは長野県だけであり、長野県の保健活動の象徴となっている。保健補導員の人数は約14,000人で、30代から70代の主婦が中心に、1〜2年の任期で交代制がとられている。活動内容は、①生活習慣病予防の普及、②健康教育・相談活動への協力、③健康診断の広報と健診結果報告会への協力等がある。

80）2008年4月より施行。40歳から74歳までの公的医療保険加入者全員を対象としている。腹囲の測定及びBMI算出し基準値以上には血糖、脂質、血圧、喫煙習慣の有無からレベルを分類し、レベルごとに保健指導を実施する。受診率や保健指導実施率の目標到達度に応じて後期高齢者医療制度への財政負担が最大10%増減される。

第７章
施設待機者問題と機能分化による費用抑制

1. 施設サービスを取り巻く諸問題

介護保険にかかる総費用は増加の一途をたどっている。2000年度の介護保険制度の創設時には、介護費用は3.6兆円（対GDP比0.7%）であったのが、2010年度には7.9兆円（対GDP比1.5%）にのぼり、対GDP成長率を上回る速さで増えている。それに伴って、介護保険財源である第１号被保険者の基準月額保険料と公費がともに上昇しており、介護保険制度自体の持続可能性が問われている。

その背景には、高齢化の進行とともに、認定者数と受給者数[81]の増加が挙げられる。厚生労働省（2010）「介護保険事業状況報告」によると、認定者数は、2000年度には218万人であったのが、2010年度には487万人と２倍以上に膨らんでいる。とくに要支援１から要介護度３[82]までの中軽度の認定者の数が急増している[83]。介護サービスを受けている受給者数についても

81）厚生労働省（2010）「第25回社会保障審議会介護保険部会資料」から、75歳以上高齢者の全人口に占める割合は2008年には10.4%であったのが、2025年には18.2%に増加すると見込まれている。

82）厚生労働省（2010）「介護保険事業状況報告」によると、要介護度別認定者数の増加率を2000年度と2010年度で比較すると、要支援１から要介護度１までは151%、要介護度２が117%、要介護度３が125%、要介護度４が86%、要介護度５は94%である。

2000年度の149万人から2010年度には403万人にまで達し、この10年間で170%にまで増加している。

このような急増する介護給付費に対し、運営経費を抑え、サービスを効率化するという考えが重要になってきている。言い換えれば、介護保険から給付するサービスの絞り込みである。介護の必要が薄く、食事や洗濯などの家事サービスを頼む「要支援者」を給付の対象から外し、より介護の必要度が高い人に集中させる。

介護者の高齢化による家族機能の低下も相まって、家庭における介護負担の問題は深刻化を呈している。国立社会保障・人口問題研究所（2008）「日本の世帯数の将来推計（全国推計）」では、65歳以上の高齢者で、認知症症状を呈している数は増えており、単独世帯数と夫婦のみの世帯数が増加していることを示している[84)]。認知症高齢者の増加に対し、それを支える家族機能は低下してきている。

しかも居宅での厳しい介護実態が明らかとなっている。厚生労働省（2009）「国民生活基礎調査」では居宅での介護時間と介護者の属性が示されている。重度の要介護者への介護時間は、6割以上が「半日程度」及び「ほとんど終日」の時間を要している。「ほとんど終日」介護を要する介護者の属性は、51%が「配偶者」で、45%が「子か子の配偶者」である。このことから、老老介護問題や介護者の雇用継続問題などの社会的問題が潜在していると想定され、施設へのニーズは高まるばかりである。

その一方で、厚生労働省（2010）「介護保険事業状況報告」によれば、受給者数をサービス別に概観すると、居宅サービスは2000年度に97万人であったのが2010年度には294万人と203%と増加しているが、施設サービスは52万人から84万人と62%の増加にとどまっている。要介護者のニー

83）12）参照。

84）国立社会保障・人口問題研究所（2008）「日本の世帯数の将来推計（全国推計）」によると、2007年度から2025年度までに、世帯主が65歳以上の世帯総数は14,534千世帯から19,012千世帯に増えると見込まれている。厚生労働省「第25回社会保障審議会介護保険部会資料」では単独世帯及び夫婦のみ世帯は2005年度には851万人であったのが、2025年度には1,267万人に増加すると推定されている。

ズと提供される介護サービスとの差は、表7-1の「特別養護老人ホーム施設待機者の要介護度別人数」に表れている。要介護度の軽度や重度を問わず多くの施設待機者が存在しており、なかでも在宅で待機しているものが過半数を占めている。

このような事態が起きている背景には、まず、施設整備財源の制約があるが、加えて、施設のランニングコストとしての介護費用の問題もある。表7-2には「要介護度別1人あたり介護費用（特別養護老人ホーム及び待機場所）」が示されている。サービス別要介護度別1人あたり費用の下段に、特別養護老人ホームとの差額を推計している。もっとも大きい値を示しているのは居宅サービスであり、つぎに特定施設入居者生活介護が続く。特別養護老人ホームなどの施設サービスの1人あたり費用は、居宅サービスよりも高く、その差は3倍を超えている。しかも要介護度別にみると要介護度の高い人ほど、待機によって生じるコストが大きい。

したがって、施設サービスを充実していくためには、このランニングコストを抑制していく工夫が必要である。まずは、ニーズへの対応によって、施設サービスのランニングコストと社会費用全体でどのように変わるのかを把握する。加えて、コストを節約する工夫としては、限られた資源を必要な要介護者に提供し、要介護度別に施設サービスの提供を差別化する方法が考えられる。

厚生労働省（2010）「介護給付費実態調査」では、要介護度に応じたサービスの提供が有効であると示唆している。生活援助サービスと身体援助サービスの2種類のサービスを提供する訪問介護サービスの利用実態をみると、要介護度1から要介護度3の受給者の過半数近くが生活援助を中心にサービスを利用している[85)]。

表7-2の数値から想像できるように、生活援助サービスを主に利用する軽度の要介護者には、24時間体制で介護サービスを実施する施設サービス

85）厚生労働省（2010）「介護給付費実態調査」によると、要介護度1では72.3%、要介護度2では63.8%、要介護度3では49.5%、要介護度4では33.7%、要介護度5では19.9%の受給者が生活援助型中心サービスを利用している。

表 7-1　特別養護老人ホーム入所希望待機者の要介護度別人数

		不明	要介護度 1	要介護度 2	要介護度 3	要介護度 4	要介護度 5
入所申込数（人）		791	52,914	78,657	110,372	99,806	78,719
在宅者 【居宅サービス】			32,897	43,955	54,486	41,251	26,088
在宅でないもの	介護療養型医療施設 【介護療養施設サービス】		447	843	1,886	2,778	4,569
	介護老人保健施設 【介護保健施設サービス】		5,954	12,407	20,424	19,648	13,259
	養護老人ホーム 【特定施設入居者生活介護】		446	467	542	395	172
	軽費老人ホーム 【特定施設入居者生活介護】		914	648	406	205	98
	グループホーム 【認知症対応型共同生活介護（短期利用以外）】		2,091	3,189	4,125	2,707	1,120
	有料老人ホーム 【特定施設入居者生活介護】		596	787	853	737	441
	不明・その他	791	5,520	9,709	16,034	17,686	15,827

備考）項目名の上段には「特別養護老人ホーム入所希望待機者の要介護度別人数」に記されている待機場所を下段にはそれらに該当する「介護給付費実態調査」の項目名を記す。
出所）厚生労働省（2009）「特別養護老人ホームの入所申込者の状況」

の給付を制限する。一方介護の必要性の高い重度の要介護度者には、施設サービスの提供を検討していくことで、待機者のニーズを満たしながらも、財政支出を効率化できる可能性がある。

本章では、工夫の余地があるランニングコスト面に焦点を絞り、待機者が入所した場合のコストがどのように変化するのか、社会全体のコストがどのように変化するのかを、介護費用モデルを構築し、検証する。

本章の構成は、以下の通りである。第 2 節では先行研究について概観する。第 3 節では、介護需要の推計方法について述べる。推計した結果をもとに、待機者が施設入所したときのいくつかのパターンの介護費用を示す。第 4 節では、第 3 節の推計モデルの結果から、介護費用の抑制効果を検討する。第 5 節で、内容のまとめとする。

表７-２　要介護度別１人あたり介護費用（特別養護老人ホーム及び待機場所）

	１人あたり費用（千円）	要介護度１	要介護度２	要介護度３	要介護度４	要介護度５
	特別養護老人ホーム	212.833	235.050	253.242	274.617	290.908
	在宅者 【居宅サービス】	72.708 (-140.125)	95.500 (-139.550)	133.983 (-119.258)	167.242 (-107.375)	203.008 (-87.900)
在宅でないもの	介護療養型医療施設 【介護療養施設サービス】	242.342 (29.508)	277.642 (42.592)	348.267 (95.025)	380.050 (105.433)	407.425 (116.517)
	介護老人保健施設 【介護保健施設サービス】	251.250 (-38.417)	267.642 (-32.592)	284.542 (-31.300)	299.042 (-24.425)	311.158 (-20.250)
	養護老人ホーム 【特定施設入居者生活介護】	167.142 (-45.692)	188.583 (-46.467)	210.542 (-42.700)	231.483 (-43.133)	251.692 (-39.217)
	軽費老人ホーム 【特定施設入居者生活介護】	167.142 (-45.692)	188.583 (-46.467)	210.542 (-42.700)	231.483 (-43.133)	251.692 (-39.217)
	グループホーム 【認知症対応型共同生活介護（短期利用以外）】	257.150 (44.317)	263.225 (28.175)	268.283 (15.042)	271.975 (-2.642)	227.125 (-13.783)
	有料老人ホーム 【特定施設入居者生活介護】	167.142 (-45.692)	188.583 (-46.467)	210.542 (-42.700)	231.483 (-43.133)	251.692 (-39.217)

備考１）項目名の上段には「特別養護老人ホーム入所希望待機者の要介護度別人数」に記されている待機場所を下段にはそれらに該当する「介護給付費実態調査」の項目名を記す。
備考２）下段の括弧には特別養護老人ホームの要介護度別１人あたり費用との差を記す。
出所）「介護保険給付実態調査」より筆者作成

2. 機能分化による介護費抑制の先行研究

介護保険に関する先行研究は多岐にわたる。財政問題を取り扱っている研究には、田近・油井（2001、2003）が、全保険者集計データと都道府県集計データから、地域格差を明らかにしている。厚生労働省「社会保障の給付と負担の見通し」では、介護費用の長期推計を推計し、介護保険制度の厳しい財政状況を示している。また田近・菊池（2003、2004）も、厚生労働省モデルにしたがって、10月時点の水準を一定とし、認定率から推計した認定者数と受給者数の推測値をもとに介護費用を計算している。最近ではFukui, Iwamoto (2006)、岩本・福井 (2007) が医療・介護を併せて長期推計を行い、急増する医療・介護費用に対し世代ごとの生涯負担を推計している。

サービス、とくに施設系サービスの実態について論じた論文には、田近・菊池（2003）、菊池（2008）がある。田近・菊池（2003）は、居住系サービスの拡大は、介護施設の総量規制によるものであるとし、介護施設の超過需要と施設入所できない希望者が居宅サービスで代替していると指摘している。菊池（2008）は、施設系サービスの受給者数、介護費用、第１号被保険者保険料を推計したうえで、労働供給の将来推計値から施設系サービスの現状水準の供給では長期的に維持していくことが難しいことを示している。

一方、介護問題については、就業と介護負担との関係を分析している論文がある。岩本（2001）によると、要介護者を抱える家庭では、家族の就業が有意に抑制されており、なかでも西本・七篠（2004）は既婚女性の就業継続が抑制されていることを示している。また清水谷・野口（2004）は、介護保険制度の導入と同居家族の就業の関係を検証している。このことから介護負担が就業継続に有意に影響を与えていることが明らかとなっている。

しかし、これら既存研究は、総費用の長期推計、もしくは要介護者家庭の実態把握にとどまり、施設サービスが抱える介護者問題やそれら問題を含めた介護費用抑制の検討はなされていない。

そこでまず現行制度を前提に、より詳細なサービス別要介護度別年齢階級別データを用い、介護費用モデルを構築する。つぎに、推計した介護費用モデルを用いて、施設入所の見直しや施設機能分化に伴う医療費用の抑制を検証する。具体的には特別養護老人ホームの施設待機者の需要をすべて満たした場合、一定の者に限定した場合など複数のパターンを想定し、介護費用の変動額を明らかにする。最後に、医療施設から介護施設への異動に伴う医療費用の軽減を考慮した介護費用の抑制額を導出する。

3. 機能分化による介護費抑制の検証

3.1　データならびに変数の説明

厚生労働省モデルをベースに、厚生労働省（2009）「介護給付費実態調査[86]」のサービス別要介護度別年齢階級別の受給者数データ[87]とサービス別要介護度別の１人当たり費用データ[88]から、介護費用モデルを構築する。本章で用いたデータの出所は、表 7-3 に示されている。

田近・油井（2000、2001）、田近・菊池（2003、2004）では認定率から推計した受給者数を用いている。本章は、居宅受給者数と施設受給者数ともに、サービス別要介護度別年齢階級別の受給者数を使用する。

サービスは居宅サービスと施設サービスと併せて18分類[89]を利用する。要介護度は要支援と要介護度を併せて7分類とする。年齢階級は、厚生労働省（2004年10月推計）に則って、40〜64歳未満と65歳以上から5歳区切りで90歳以上までの8階級を使用する。

先述した受給者数にサービス別要介護度別1人当たり費用を乗じ、居宅給付費、地域密着型給付費と施設給付費のサービス別要介護度別年齢階級別の介護費用を推計する。最後に居宅給付費と施設給付費を加算し、介護費用を計算する。

【居宅給付費】

＝「居宅サービス群のサービス別要介護度別年齢階級別受給者数」

×「居宅サービス群のサービス別要介護度別1人当たり費用」

【地域密着型給付費】

＝「地域密着型サービス群のサービス別要介護度別年齢階級別受給者数」

×「地域密着型サービス群のサービス別要介護度別1人当たり費用」

86）本章では特別養護老人ホームに着目し、施設待機者の需要をすべて満たした場合や一定の者に限定した場合を想定し、介護費用を算出する。このとき入所申込者データには、2009年12月の「特別養護老人ホーム入所申込者」を用いるため、介護費用モデルにおいても整合性をだすために2009年度データを使用する。

87）厚生労働省（2009）「介護給付実態調査」の「結果表　第1表　介護予防サービス受給者数、要支援状態区分・サービス種類別」、「結果表　第2表　介護サービス受給者数、要介護状態区分・サービス種類別」を「（閲覧表）　第3表　受給者数、要介護（要支援）状態区分・性・年齢階級・都道府県別」の年齢階級で按分し用いる。

88）厚生労働省（2009）「介護給付実態調査」の「結果表　第6表　介護予防サービス受給者1人当たり費用額、要支援状態区分・サービス種類別」、「結果表　第7表　介護サービス受給者1人当たり費用額、要介護状態区分・サービス種類別」を用いる。

89）居宅サービスには要支援と要介護の二つがある。本章では、要支援においては介護予防居宅サービス、介護予防支援、介護予防地域密着型サービスの3種類のサービスを用いる。要介護については、訪問通所、短期入所、居宅療養管理指導、特定施設入居者生活介護、居宅介護支援、夜間対応型訪問介護、認知症対応型通所介護、小規模多機能型居宅介護、認知症対応型共同生活介護（短期利用以外）、認知症対応型共同生活介護（短期利用）、地域密着型特定施設入居者生活介護、地域密着型介護老人福祉施設サービス、介護老人福祉施設（特別養護老人ホームに相当する）、介護老人保健施設、介護療養型施設の15種類である。

表7-3　第7章で用いた変数の出所

<table>
<tr><th colspan="3">変数</th><th>出所</th></tr>
<tr><td rowspan="3">受給者数</td><td>受給者数
1人当たり費用</td><td></td><td>厚生労働省（2009）「特別養護老人ホームの入居申込者の状況」</td></tr>
<tr><td>要支援サービス</td><td>介護予防居宅サービス
介護予防支援
介護予防地域密着型サービス</td><td>厚生労働省（2009）「介護給付費実態調査」「結果表第6表 介護予防サービス受給者数、要支援状態区分・サービス種類別」</td></tr>
<tr><td>要介護サービス</td><td>訪問通所
短期入所
居宅療養管理指導
特定施設入居者生活介護
居宅介護支援
夜間対応型訪問介護
認知症対応型通所介護
小規模多機能型居宅介護
認知症対応型共同生活介護（短期利用以外）
認知症対応型共同生活介護（短期利用）
地域密着型特定施設入居者生活介護
地域密着型介護老人福祉施設サービス
介護福祉施設（特別養護老人ホーム）
介護保険施設
介護療養型施設</td><td></td></tr>
<tr><td rowspan="2">1人当たり費用</td><td>要支援サービス</td><td>介護予防居宅サービス
介護予防支援
介護予防地域密着型サービス</td><td>厚生労働省（2009）「介護給付費実態調査」「結果表第6表 介護予防サービス受給者数、要支援状態区分・サービス種類別」</td></tr>
<tr><td>要介護サービス</td><td>訪問通所
短期入所
居宅療養管理指導
特定施設入居者生活介護
居宅介護支援
夜間対応型訪問介護
認知症対応型通所介護
小規模多機能型居宅介護
認知症対応型共同生活介護（短期利用以外）
認知症対応型共同生活介護（短期利用）
地域密着型特定施設入居者生活介護
地域密着型介護老人福祉施設サービス
介護福祉施設（特別養護老人ホーム）
介護保険施設
介護療養型施設</td><td></td></tr>
<tr><td colspan="2"></td><td>亜急性期・回復医療施設の月当たり費用
長期療養（慢性期）医療施設の月当たり費用</td><td>厚生労働省（2011）「医療・介護にかかる長期推計」</td></tr>
</table>

【施設給付費】

　　＝「施設サービス群のサービス別要介護度別年齢階級別受給者数」

　　×「施設サービス群のサービス別要介護度別1人当たり費用」

【介護費用】＝【居宅給付費】＋【地域密着型給付費】＋【施設給付費】

この「介護費用モデル」を用いることによって、入所者が変化したときの介護費用を、受給者の利用するサービスや要介護度に応じて細かく推計することが可能となる[90]。

なお、本章で推計した介護費用は、2015年度時点で10.78兆円であり、厚生労働省が平成18年5月時点の「社会保障の給付と負担の見通し」で推計した介護費用10兆円とほぼ同じとなっている。したがって、本章のモデルは、厚生労働省のモデルと整合的で、かつ本書の目的に沿って、より精緻化されたモデルであるといえる[91]。

3.2　推計モデルの説明

3.1で構築した「介護費用モデル」を用いて、施設待機者の需要を満たした場合に生じる介護費用の変化を推計する。なお、本章では、工夫の余地のあるランニングコストとしての介護費用に着目するため、推計結果は、施設の新規建設費用を考慮しない値となる。施設待機者データには、表7-1で示した厚生労働省（2009）「特別養護老人ホームの入所申込者の状況」を用いる[92]。

データは、表7-1に示した要介護度別待機場所別の施設待機者数である。要介護度別には、「不明」「要介護度1」「要介護度2」「要介護度3」「要介護

90）たとえば、特別養護老人ホームの待機者がサービス変更を行い施設に入所した場合、待機場所での給付費が削減され、施設入所による給付費が増加する。このとき介護費用がどのように増減するかをサービス別要介護度別データに明らかにすることができる。

91）本章の特徴としてサービス別要介護度別年齢階級別の詳細なデータを使用するだけでなく季節変動も考慮している点がある。厚生労働省モデルでは、「介護保険事業状況報告」の10月時点の水準を一定と仮定しデータの制約を設けている。本章では、介護サービスの利用に月ごとの変動も考慮し、厚生労働省「介護給付費実態調査（2009年5月から2010年4月）」の平均を算出することで、推計の精度を向上させる。

度4」「要介護度5」と分類されており、「要介護度4」と「要介護度5」の重度の要介護者が1/3以上を占めている。

在宅で待機している施設待機者を「在宅者」とし、それ以外を「在宅でないもの」とする。「在宅でないもの」については、「医療機関（病院又は診療所（介護療養型医療施設を除く））」「介護療養型医療施設」「介護老人保健施設」「養護老人ホーム」「軽費老人ホーム」「グループホーム」「有料老人ホーム」「不明・その他」のいずれかですでに介護を受けており、特別養護老人ホームへの入所を希望している[93)]。

以下の6つ仮想モデルケースにおいて、施設サービス利用の状況が変化した場合の介護費用の変動額を推計する。

モデル1：すべての施設待機者の需要を満たした場合
モデル2：要介護4以上の施設待機者の需要を満たした場合
モデル3：特別養護老人ホームの要介護度2以下の居宅移行を前提にして、すべての施設待機者の需要を満たした場合
モデル4：特別養護老人ホームの要介護度2以下の居宅移行を前提にして、要介護度4以上の施設待機者の需要を満たした場合
モデル5：特別養護老人ホームの要介護度2以下の居宅移行を前提として、その空所分に関して、重度の要介護度の待機申請者を優先度順に補充を行った場合（優先度の順は、現在かかっている介護費用の高いものからの順とする）

92）本章では厚生労働省（2009）「特別養護老人ホームの入所申込者の状況」の添付資料「要介護度別、入院、入所施設等別、内訳表」を使用する。入所申込者については、本章で取り扱う厚生労働省調査（2009）「特別養護老人ホームの入所申込者の状況」以外にもいくつかある。野村総合研究所（2010）「特別養護老人ホームにおける入所申込者に関する調査研究」では全国3272施設、医療経済研究機構調査（2010）「特別養護老人ホームにおける入所申込の実態に関する調査研究」では全国592施設の施設待機者について抽出調査を実施している。本章では、制約がある抽出調査ではなく全都道府県の集計データのほうが適しているとみなし、厚生労働省（2009）「特別養護老人ホームの入所申込者の状況」を採用する。

93）データから入所申込者は42万1,259人であることがわかっている。しかしながら、この人数には、すでに入所を希望していない個人も含まれているかもしれないが、その数字は明らかでない。また将来的に入所を希望している潜在的な申込者も反映されていない。

なお、本節では、直接の介護費用に着目するため、医療施設での費用コストはゼロとする（次節で、医療施設での費用も考慮する）。このとき要介護度別の「不明」と待機場所別の「不明・その他」を除いて計算する[94]。

モデル1の推計

・モデル1における推計ルールはつぎの通りである。

1）厚生労働省（2009）「特別養護老人ホームの入所申込者の状況」を、厚生労働省（2009）「結果表　第1表　介護予防サービス受給者数、要介護状態区分・サービス種類別」と「結果表　第2表　介護サービス受給者数、要介護状態区分・サービス種類別」の特別養護老人ホーム受給者数の部分に加算する。これを【受給者数】とする。

2）特別養護老人ホームを退所し在宅に戻るケースでは、ケアプラン作成が求められ、居宅介護支援サービスを利用する。したがって退所人数と同数の値を居宅介護支援サービスの受給者数に加算する。

3）特別養護老人ホームに移動した人数を要介護度別待機場所別に各受給者数から差し引く。これを【要支援・要介護度別介護サービス受給者数（モデル1)】とする[95][96]。

4）最後に、【要支援・要介護度別介護サービス受給者数（モデル1)】に「要介護度別1人当たり費用」を、それぞれ乗じたのち、合算し、【総

94）要介護度別の「不明」と待機場所別の「不明・その他」は全データの1.20%を占めている。

95）「在宅者」については、「居宅サービス」より減算する。「在宅でない者」には、7つの待機施設に分類されている。「医療機関（病院又は診療所（介護療養型医療施設を除く））は「4.2 医療・介護機能分化の介護費抑制効果」で用いる。「介護療養型医療施設」は「介護療養施設サービス」から、「介護老人保健施設」は「介護老人保健施設サービス」から減算する。「養護老人ホーム」、「軽費老人ホーム」、「有料老人ホーム」は「特定施設入居者生活介護」から減算する。「グループホーム」は「認知症対応型共同生活介護（短期利用以外)」から減算する。このとき「居宅サービス」と「特別養護老人ホーム」との移動には、新たに居宅療養管理指導が発生するとしている。

96）本章では、在宅でサービスを受けている要介護者が、通所サービスと短期入所サービスのどちらか一方もしくは両方のサービスを利用していることを仮定する。そのため、厚生労働省（2009）「介護給付費実態調査」データで居宅サービスから居宅療養管理指導と特定施設入居者生活介護を差し引いたのち、通所サービスと短期入所サービスとの比で按分した居宅サービスの受給者数と1人当たり費用を算出する。

介護費用（モデル 1)】を計算する。

モデル 2 の推計

・モデル 2 における推計入所ルールはつぎの通りである。

厚生労働省（2009)「特別養護老人ホームの入所申込者の状況」データの要介護度 4 と要介護度 5 の重度の要介護度の施設待機者を想定し、モデル 1 の 1)〜3）の作業を行い【要支援・要介護度介護別サービス受給者数（モデル 2)】を計算する。ここに「要介護度別 1 人当たり費用」をそれぞれ乗じたのち、合算し、【総介護費用（モデル 2)】を計算する。

モデル 3 の推計

・モデル 3 における推計ルールはつぎの通りである。

【要支援・要介護度別介護サービス受給者数（モデル 1)】の特別養護老人ホームの要支援 1、要支援 2、要介護度 1 そして要介護度 2 の受給者数を居宅サービスに移動させ、【要支援・要介護度別介護サービス受給者数（モデル 3)】とする。このとき特別養護老人ホームから在宅へ移行した受給者数と同数の数を、それぞれの要支援・要介護度別に居宅介護支援サービス受給者数に加算している。【要支援・要介護度別介護サービス受給者数（モデル 3)】に「要介護度別 1 人当たり費用」をそれぞれ乗じたのち、合算して【総介護費用（モデル 3)】を計算する。

モデル 4 の推計

・モデル 4 における推計ルールはつぎの通りである。

【要支援・要介護度別介護サービス受給者数（モデル 2)】の特別養護老人ホームの要支援 1、要支援 2、要介護度 1 そして要介護度 2 の受給者数すべてを居宅サービスに移動させる。これ以降は、モデル 3 と同様の過程を踏む。

モデル5の推計

・モデル5における推計ルールはつぎの通りである。

1）【受給者数（モデル1)】の特別養護老人ホームの要支援1、要支援2、要介護度1そして要介護度2の受給者数すべてを居宅サービスに移動させる。総合計人数を推計し、特別養護老人ホームの空所数とする。

2）現在かかっている介護費用のカテゴリー順（表7-2における待機場所別、要介護度別の費用の高いカテゴリー順）に順位を決め、1）の空床数の分だけ、特別養護老人ホームをうめる。空床がみたされたとき【要支援・要介護度別介護サービス受給者数（モデル5)】とする。

3）【要支援・要介護度別介護サービス受給者数（モデル5)】に「要介護度別1人当たり費用」をそれぞれ乗じたのち、合算して、【総介護費用（モデル5)】を計算する。

続いて、医療施設から特別養護老人ホームに移行したケースを考える。医療機関は急性期、亜急性期・回復期医療施設もしくは長期療養（慢性期）医療施設費用に分類される。本章では施設待機者の病態が急性期を脱し安定期におり移送が可能な状態にあると想定し、亜急性期・回復医療施設（Cost 1）もしくは長期療養（慢性期）医療施設（Cost 2）から特別養護老人ホームへ移行すると仮定する。

このとき1人当たり費用は、厚生労働省（2011）「医療・介護にかかる長期推計（おもにサービス提供体制改革にかかる改革について）参考資料1-2」を用いる。亜急性期・回復医療施設の月当たり費用は1,290千円、長期療養（慢性期）医療施設費用の月当たり費用は530千円とする。受給者数は、厚生労働省（2009）「特別養護老人ホーム入所申込者」の「医療機関（病院又は診療所（介護療養型医療施設を除く))」を用いる。この月当たり費用に医療施設から特別養護老人ホーム入所者数と12月分を乗じ、年間当たり費用を推計する。

具体的には、3.2節と同様に、モデル1とモデル3では医療機関（病院又は診療所（介護療養型医療施設を除く））」の施設待機者すべてを受給者数とする。モデル 2 とモデル 4 では要介護度 4 と要介護度 5 の施設待機者とする。モデル 5 では優先順に即して受給者数を推計する。

【亜急性期・回復医療施設費用】＝「医療機関（病院又は診療所（介護療養型医療施設を除く））」のモデルに応じた受給者数× 1,290 千円× 12 月分

【長期療養（慢性期）医療施設費用】＝「医療機関（病院又は診療所（介護療養型医療施設を除く））」のモデルに応じた受給者数× 530 千円× 12 月分

4. 機能分化による介護費抑制の推計結果

4.1　施設サービスの機能分化による介護費抑制効果

2009 年度の実績データをもとに、施設待機者が入所した場合、介護費用がどのように変化するかを、複数のパターンを想定し検討した。結果は表 7-4 に示されている。

2009 年度実績データ（基本モデル）で、介護費用は 7.23 兆円となる。まず、施設待機者が全員入所したとき（モデル 1）、介護費用は 15.12% 増加の 8.32 兆円に膨らむ。これは、特別養護老人ホームにおける介護費用が、全体として、施設待機場所における介護費用を上回っていることによる。また、重度の要介護度 4 以上の施設待機者が入所した場合（モデル 2）では、介護費用は基本モデルよりも増加するものの 7.72 兆円にとどまる。

つぎに、既存の入所者のうち要介護度 2 以下が居宅に移行したのち、施設待機者が入所したケースを想定する。施設待機者の入所には、モデル 1 とモデル 2 と同様のパターンを仮定し推計する。その結果、モデル 1 と同様、施設待機者が全員入所した場合には、介護費用は 8.06% 増加の 7.81 兆円になる（モデル 3）。また、モデル 2 と同様に、重度の要介護度 4 以上の施設待機者が入所した場合には、介護費用は 7.42 兆円になる（モデル 4）。

表 7-4　施設待機者の解消と施設の機能分化による
総介護費用とその変化　（単位：兆円，％）

項目	介護総費用（兆円）	基本モデルとの差（兆円）	基本モデルとの増減率（％）
基本モデル	7.229	0	
モデル 1	8.323	1.093	15.123
モデル 2	7.720	0.491	6.793
モデル 3	7.812	0.583	8.064
モデル 4	7.526	0.296	4.098
モデル 5	7.065	▲ 0.164	▲ 2.272

出所）筆者推計

モデル 1 およびモデル 2 と比較すればわかるように、要介護度 2 以下の既存入所者を居宅に移行することで、0.5 兆円から 0.3 兆円の節約効果があることがわかる。これは、特別養護老人ホームにおける介護費用が、居宅における介護費用を上回っていることによる。

最後に、既存の入所者のうち要介護度 2 以下が居宅に移行したのち、空床部分のみを、コストが高い重度の施設待機者から優先的に入所した場合（モデル 5）では、介護費用は 2.27% 減少し 7.07 兆円に抑えられる（モデル 5）。要介護度 2 以下の入所者では、居宅における介護費用が安く、重度の施設待機者における介護費用が、特別養護老人ホームにおける介護費用を上回る二つの効果が寄与している。

結果として、モデル 1〜4 から基本モデルよりも介護費用は増加する結果となったが、モデル 5 では介護費用を抑えられる結果となった。このことから、既存の特別養護老人ホーム入所者と入所希望者ともに、中重度と患者に集約化すれば、介護費用が抑制できることが明らかになった。しかし推計した介護費用には、医療施設から介護施設への移行による医療費の抑制効果は加味されていない。

4.2　医療・介護の機能分化の介護費抑制効果

つぎに医療・介護施設移行による医療費の抑制効果を検討し、推計結果は

表7-5にまとめられている。前述したモデル1からモデル5をもとに、各ケースで医療施設待機者が特別養護老人ホームに入所した場合に抑制される医療費を推計する。このとき医療施設を亜急性期・回復期医療施設（Cost 1）と長期療養（慢性期）医療施設費用（Cost 2）の2パターンで検討した。

Cost 1の結果はつぎの通りである。医療施設で待機している全患者が入所した場合には0.83兆円抑制が可能となり基本モデルから3.59%増加となる（Cost 1でモデル1)。医療施設で待機している要介護度4以上の患者が入所した場合では、0.43兆円抑制され、基本モデルから0.04%増加まで抑制される（Cost 1でモデル2)。

特別養護老人ホーム入所者のうち要介護度2以下が居宅に移行後、モデル1と同様の作業を行った場合では、0.67兆円の医療費が抑制され、介護費用については基本モデルよりも1.18%減少し7.14兆円となる（Cost 1でモデル3)。モデル2と同じ作業を行った場合では、0.45兆円の医療費が抑制され介護費用は7.04兆円になる（Cost 1でモデル4)。

なお、各モデルにおいては以下のシミュレーションを行っている。

モデル1：すべての施設待機者の需要を満たした場合
モデル2：要介護4以上の施設待機者の需要を満たした場合
モデル3：特別養護老人ホームの要介護度2以下の居宅移行を前提にして、すべての施設待機者の需要を満たした場合
モデル4：特別養護老人ホームの要介護度2以下の居宅移行を前提にして、要介護度4以上の施設待機者の需要を満たした場合
モデル5：特別養護老人ホームの要介護度2以下の居宅移行を前提として、その空所分に関して、重度の要介護度の待機申請者を優先度順に補充を行った場合（優先度の順は、現在かかっている介護費用の高いものからの順とする）

特別養護老人ホームのうち要介護度2以下で居宅移行したのち、その空床分を補充した場合を考える。この空床分に重度の要介護度でかつ高齢の待

表 7-5　施設待機者の解消と施設の機能分化による総介護費用とその変化
（医療施設からの移行）

（単位：兆円，％）

項目	回復型医療施設入所が特別養護老人ホームに入所した場合（Cost 1）			療養型医療施設入所が特別養護老人ホームに入所した場合（Cost 2）		
	総費用（兆円）	医療費削減効果（兆円）	基本モデルとの増減率（％）	総費用（兆円）	医療費削減効果（兆円）	基本モデルとの増減率（％）
基本モデル	7.229	0		7.229	0	
モデル1	7.489	0.834	3.590	7.980	0.343	10.385
モデル2	7.232	0.488	0.039	7.520	0.201	4.018
モデル3	7.144	0.668	▲ 1.178	7.538	0.274	4.267
モデル4	7.037	0.488	▲ 2.656	7.325	0.201	1.323
モデル5	7.070	0.204	▲ 2.204	7.190	0.084	▲ 0.539

出所）筆者推計

機者から入所した場合に抑制される医療費は 0.204 兆円で基本モデルより 2.204% 抑制となる（Cost 1 でモデル 5）。同じように長期療養（慢性期）医療施設費用から特別養護老人ホームに移行した場合も推計し（Cost 2）、結果は表 7-5 に掲載した。

なお、各モデルにおいては以下のシミュレーションを行っている。

モデル 1：すべての施設待機者の需要を満たした場合
モデル 2：要介護 4 以上の施設待機者の需要を満たした場合
モデル 3：特別養護老人ホームの要介護度 2 以下の居宅移行を前提にして、すべての施設待機者の需要を満たした場合
モデル 4：特別養護老人ホームの要介護度 2 以下の居宅移行を前提にして、要介護度 4 以上の施設待機者の需要を満たした場合
モデル 5：特別養護老人ホームの要介護度 2 以下の居宅移行を前提として、その空所分に関して、重度の要介護度の待機申請者を優先度順に補充を行った場合（優先度の順は、医療施設も含め、現在かかっている介護費用の高いものからの順とする）

5. 機能分化による介護費抑制の評価

本章では、まず、先行研究にくらべ、より詳細なサービス別要介護度別データから推計することで、本書の目的に沿った形での介護費用推計モデルを構築した。

つぎに、このモデルを用いて、これら急増する介護費用に対し、高齢化とともにニーズが高まる施設サービス、特に特別養護老人ホームに着目し、施設待機者の需要をいくつかのパターンで推計し、介護費用の抑制方法について検討を行った。その結果、待機申請者を入所させたとしても、入所者の集約化と施設間機能分化によって介護費用の抑制が可能になることが示された。つまり、施設入所者で軽介護度を居宅に移行後、重度の要介護度者を入所させた場合に、介護費用を抑制する効果があることが明らかとなった。なかでも一定の要介護度を居宅に移行するシナリオについては、すでに厚生労働省（2010）「介護給付費実態調査」で保険給付対象者の見直しが論じられおり、本章で行った移行に伴う居宅サービス費用の推計は、今後拡大する介護費用への検討に重要な要因となる。

加えて、医療施設から介護施設への移行を行うことによる、医療・介護間の施設機能分化の効果を検討した。介護施設対象の患者で亜急性期・回復期医療施設もしくは療養施設に入院している患者を施設に移行させた場合、それによって抑制される医療費のほうが施設入所によって増加する介護費用を上回ることが明らかとなった。医療・介護施設間の機能分化によって、介護費用を抑えられることが推察される。

試算結果は、今後拡大が避けられない介護費用に対して、施設を有効活用することで、その伸びは抑えられる可能性が高いこと、また、医療費や機会費用をも考慮すれば、さらに、財源を確保できることが明らかとなった。今後は、これらの視点を活かして、限られた財源を有効に活かす政策の設計が望まれる。

最後に、本章ではいくつかの課題が残されており、研究の限界としてあげ今後の課題としてゆきたい。

１つめに、新たな施設入所者の収容に伴う必要な施設の増設の問題である。モデル１とモデル２は居宅移行を前提とせず、モデル３とモデル４は、特別養護老人ホームからの要介護度２以下の待機者の居宅移行を前提としながらも、空所分補充を仮定していない。そのため特別養護老人ホームでは過剰供給が存在し新規の増設が必要となる。しかしながら本章では新規施設のコストをはじめ供給側の問題について考慮できていない。

２つめに、公的介護保険における要介護認定では、要介護者の身体的状況のみによって要介護度を判定するというシステムが構築されているが、特別養護老人ホームをはじめ施設サービスの利用については、年齢や要介護度以外にも、家族構成や所得等が考慮されている。そのため、利用者の優先順については世帯構成や所得を踏まえたほうが望ましい。しかしながら厚生労働省（2009)「特別養護老人ホームの入所申込者の状況」では家族構成や所得等のデータがなく本章では考慮できていない。

３つめに、地域特性を考慮できていない点である。本章では、全国水準のマクロデータを用いている。そのため地域特性は一定であるという仮定を置いている。しかしながら人口密集地域である都心部と施設へのアクセスが不十分である過疎地域では居宅と施設の代替性に大きな違い生じる。したがって、これら地域性の考慮を今後検討してゆきたいと考えている。

第Ⅲ部　社会保障給付の公平性に関する分析

序　章

戦後以来、一貫して社会保障制度は充実化を図ってきたが、年少人口の減少、現役世代の収入の伸び悩み、そして危機的な国家財政という三重苦を前に、社会保障制度の政策転換を求める気勢が上がっている。苦戦が続く社会保障政策に対し、第Ⅰ部と第Ⅱ部では、社会保障と財政との問題に対し、制度の事業運営や給付の提供体制から、効率的な社会保障制度の在り方について論じてきた。

一方で、社会保障政策を効率的に進めていくということは、国民の利害と正面からぶつかる可能性がある。社会保障政策の推進が、国民は不満を募らせるかもしれない。そもそも社会保障制度とは、国民の生活の不安を減らすために設けられた制度である。その制度が国民に不安を与えたり、医療機関や施設への利用を妨げたり、といった事態を招いていれば、それは成功しているとは言い難いだろう。

そのため、社会保障の財源確保による歳入の確保、効果的な行政運営や給付の機能分化や連携からの歳出の抑制を検証してきたが、これら制度の効率化を図ることで、国民の生活、とくに医療機関や介護機関へのアクセスや日常生活の消費行動に多大な影響も与えていないかどうかも併せて考えてゆく必要がある。

たとえば、資源の効率化をはかるのに、施設の機能分化や集約化が打ち出されているが、それによって、アクセスが低下し、利用者の需要行動の妨げになるという反対の声もある。だが、利用者が施設を選択するのに、必ずしもアクセスだけが要因というわけではないだろう。施設の診療レベルやサービスの内容、そして利用者の間で広まる評判や口コミなどの影響も大きい。さらに医療施設の配置は二次医療圏ごとに立てられる医療計画によって整備されている。その数は他の先進国と比べても多く、場所によっては隣接している施設もある。

また、給付の効率化では、利用条件に制約が生じたり、保険料や自己負担が発生したり、個人の消費行動が変化していないだろうか。1990年代以降、雇用者報酬が減少し、貯蓄も趨勢的に低下傾向にあるにもかかわらず、個人消費は横ばいで推移してきた。この要因に社会保障給付費の増加があげられている。つまり、高齢化や景気低迷によって医療給付費や介護給付費などの社会保障給付費が増えることで、雇用者報酬は下がっても、安定した可処分所得を得ることでき、個人消費は底堅さを維持してきた。だがこれはマクロの視点からの評価である。実際に各家計の所得、貯蓄そして消費行動と給付との関係を検証していかないとわからない。

したがって、第Ⅲ部では、多様な社会保障政策の効率化によって、需要行動に与える影響を明らかにしてゆく。第8章では、新たな医療提供体制が実施されるなかで、それを利用する患者の行動に与える影響について検証した。近年、救急、産科や小児科などの不採算部門で深刻な医師不足問題を抱えており、行政は医療資源を集約化することで、効率的な提供体制の構築を検討している。しかし、集約化は診療科閉鎖を伴うため、医療アクセスの低下を招き、利用者の需要行動を妨げる危険性が高い。アクセスに着目した先行研究には、Hanink（1992）と村中亮夫・寺脇拓（2005）が空間的視点から距離減衰効果を評価し、平尾（2006）や谷川他（2009）が近隣などの立地条件が患者の施設行動に与える影響を分析している。本章では、利用者の需要行動に注目し、集約化による医療アクセスの低下が利用者である患者の医療機関選択に影響を与えるかを入れ子型ロジットモデルで検証する。

最後に第9章では、所得や貯蓄が異なる各家計のなかで、介護が必要になり給付を受けることによって、各家計の消費行動がどのように変化していくかを検証してゆく。大竹・斎藤（1999）、大竹（2005）、小塩・田近・府川（2006）は、景気低迷が高齢者世帯内の所得格差を広げており、なかでも低所得階級内の格差は大きくなっていることを示している。大竹・斎藤（1996）、小川・北坂（1998）、小塩（2000）は、40歳代以降では消費の格差が広がっていると報告している。

そこで第9章では介護給付が与える影響を、家族構成別また所得階層別に、家計の消費と貯蓄から分析を行う。高齢者のいる世帯は、他の世帯とは異なる消費行動をとる可能性がある。特に介護が必要となると、家計の消費行動を変えるだろう。本章では、家計のマイクロデータを用い、世帯属性をコントロールしたうえで、介護保険制度を利用することで家計の消費にもたらす影響を回帰分析を用いて検討した。

上記の検証を行うことで、国民の関心ごとであり、不安を感じている一つ、社会保障の先行きに対し、効率性では断じることができない公平性の部分にも焦点をあてつつ、社会保障制度の持続可能性について論じてゆく。

第８章
医療資源の集約化と公平性

1. 地域医療再生計画の変遷

近年、医療機関における医師不足は深刻な問題に直面している。特に、救急、小児科そして産科などの不採算部門を抱える医療機関は、診療科もしくは病院自体の存続も難しくなっている。その要因として、医師の絶対的減少[97)]や地域・診療科偏在[98)]といった医師不足問題に加え、施設数の減少による一人あたり医師にかかる負担が重くなっている[99)]。

一方、国民医療費の規模は著しく拡大し、厳しい財政状況に陥っている。国民医療費は、1990 年には 20.6 兆円であったのが、2007 年には 34.1 兆円

97）厚生労働省（2008）「医師・歯科医師・薬剤師調査」によれば、医療施設従事医師数は 1998 年に 23.7 万人であったのが、2006 年には 26.4 万人、2022 年には 30.5 万人へと増加が見込まれている。しかし、産婦人科医師数については、1996 年の 11,264 人から 2006 年は 10,074 人へと 10.6% 減少し、他診療科の医師数が増加するなか、その減少割合は大きい。

98）厚生労働省（2008）「医師・歯科医師・薬剤師調査」によれば、地域偏在に関して、常勤産婦人科医師 1 人取得率が全国平均 14.8% に対し、大阪府においては 4.7% と大きく下回っている。また診療科偏在については、1996 年度から 2006 年度にかけて全国平均が 8.3% 増加するなかで、精神科が最も高く 20.0%、次いで泌尿器科 16.8%、皮膚科 15.4% で、減少したのが外科▲ 7.7% と産婦人科▲ 10.6% である。

99）厚生労働省（2008）「医療施設調査・病院報告」によれば、産科の特徴として、新規参入医師のうち 7 割が女性であることから、結婚・妊娠による退職といった要因も加わり、中年層の医師一人当たりの負担が増えている。

にまで膨らみ、対国民所得割合でみると5.9%から9.0%近くまで拡大し、国民所得を上回る速さで増加している。このような財政悪化に対し、制度自体の持続可能性と機能強化が求められ、効率的かつ質を担保とした提供体制の実現にむけ、医療機関の集約化が注目されている。

上記の問題を踏まえ、厚生労働省は、地域の実情に応じた医師の確保と救急・産科医療体制の構築を目的とし、2009年度に「地域医療再生基金[100)]」を設け、2014年までの5年間で94地域を対象に2,350億円の予算を投じた。

地域での試みも始まっている。大阪府では「地域医療再生計画[101)]」のなかで、新たな医療提供体制の構築として泉南医療圏を取り上げている。しかし、産婦人科の医師不足問題は以前から議論されており、「地域医療再生計画」を待たずに、2008年度4月に産婦人科集約化政策の実施に踏み切ることとなった。

泉南地域は、泉州南部に位置し大阪府内でも相対的に脆弱な医療態勢にある。人口あたりの病院従事医師数は全国平均以下、一般病床150床以上の医療機関がわずか3公立病院で、500床以上を有する大規模病院は存在しない。限られた医療資源のなか、各病院が総合的な医療を提供するのは難しく、診療体制の縮小や二次救急告示の取り下げを余儀なくされてきた。なかでも産婦人科については、深刻な医療資源不足に直面している。周辺医療機関が診察内容を妊婦健診のみに変更したり、産科を閉鎖し婦人科のみの専門外来に変更したりと、分娩を実施する機関が減少している[102)]。集約化以前

100）厚生労働省は、医師不足に対し、2005年に国による一律管理から都道府県ごとの施策を求めた「医療制度改革大綱」をまとめている。2006年には、地域ごとの医師不足問題への対応や医療機関の機能集約化と相互の連携などを視野に「良質な医療を提供する体制の確立を図るため医療法等の一部を改正する法律」を制定した。さらに2009年度の第一次補正予算で、医師確保や医療機関の機能強化など地域における医療課題の解決を図るため、都道府県に「地域医療再生基金」を設置した。

101）大阪府の地域医療再生計画では、「泉州南部における公立病院再編」を目標に、がん医療提供体制の強化や基幹的救急医療体制の形成といった病院の機能再編に5.8億円、公立病院間ネットワークシステムの構築など診療機能の一体的な提供に8.5億円、現状分析やシミュレーションなど機能再編に関する検討に0.8億円、合同症例検討会や連携会議の開催など地域の医療機関との連携に0.6億円そして医師にとっての魅力ある病院づくりに基金額5.4億円が組まれている。

には、市立貝塚病院と市立泉佐野病院とで当該地域の約1/4の分娩を対応し、しかも、NICUや救急医療など高度医療技術を備えた医療機関は、泉南地域では市立泉佐野病院のみで対応しているという状況にあった。

このような脆弱な医療体制のなかで、産婦人科の集約化が行われた。産婦人科集約化とは、複数の医療施設の診療科を分化することで、一方の医療機関に産科を統合し、別医療機関に婦人科など他診療科を統合することで、診療科再編が行われた。

具体的には、2008年4月に、市立泉佐野病院（現在のりんくう総合医療センター市立泉佐野病院）と市立貝塚病院の産婦人科を統合し、市立泉佐野病院を産科に、市立貝塚病院を婦人科に特化した[103)]。両病院とも産婦人科外来を掲げて妊婦健診と産褥健診を行うが、市立貝塚病院では婦人科専門の高度な手術と治療を、市立泉佐野病院ではNICUと救命救急センターの拡充によるハイリスク分娩への強化を実施した。市立泉佐野病院の産科の当直には、市立貝塚病院の婦人科の職員も協力することで、医師の確保が実現した。

したがって医療資源を一点に集める集約化により、医師確保による安全な医療提供と機能分化による医療施設の専門化から、効率的な提供体制の構築が実現できた。しかし、集約化は診療科閉鎖を伴うため、医療アクセスの低下を招き、妊婦の需要行動を妨げる危険性が高い。そこで本章では、妊婦の需要行動に注目し、集約化による医療アクセスの低下が妊婦の医療機関選択に影響を与えるかを検証する。

アクセスの低下に関する先行研究では、資源保全のための費用負担をめぐる問題に対し、空間的視点の有効性として距離減衰効果が取り上げられている。これは、便益の波及効果が地理的に限定されていることから利用頻度に

102）大阪府医療機関情報システムによると泉州医療圏「岸和田市、泉大津市、貝塚市、泉佐野市、和泉市、高石市、泉南市、阪南市、忠岡町、熊取町、田尻町、岬町」の産科と産婦人科は35医療機関が検索されたが、そのなかには妊婦健診のみであったり婦人科単科になっているものも含まれている。現在、分娩まで行っている施設は12医療機関で、その内訳は6つの産院・診療所と6つの総合病院である

103）大阪府では、普通分娩のみならず母体救命を含めたハイリスク分娩まで対応できる広域母子医療整備対策として7,536万円（2009年度予算）を計上している。そのうち、「りんくう総合医療センター」には2,510万円の補助金が投じられている。

よって減退していくとし、特に環境経済の分野で外部性や公共経済の評価として用いられている（Hanink（1992）、村中亮夫・寺脇拓（2005））[104)]。また、近隣などの立地条件が患者の施設選択行動に影響を与えるとしている研究もある（平尾（2006）、谷川他（2009））。

施設選択には、距離減衰効果などの地理的空間的要因だけでなく、医療施設の機能、患者自身の個人属性や選好、費用便益の観点などさまざまな要因が関係し、患者の需要行動が決定されている可能性が高い。中島（1998）は、病気の重症化の可能性の程度などといった不確実性が、患者に大病院志向を促していると述べている。また、塚原（2004、2006）と徳永（2007）は、外来患者は大病院志向が強く、性別、疾患の種類、健康状態が、これら病院志向の要因として関係していることを示している。高取（2004）、Arocena, P., Garcia-Prado,（2007）そして Luigi Siciliani, Anderson Stanciole, Rowena（2009）は、施設選好には待ち時間などの利便性をはじめ複数の要因が絡んでいるとしている。さらに濤他（2010）では、施設選択と集約化など行政政策の影響も含めて議論し、集約化後の患者の需要行動については施設要因と社会経済的要因が影響を与えることを明らかにしている。

先行研究では、病床規模、施設要因、社会経済的要因などさまざまな要因が関係していることを示している。しかし、地理的空間的要因については、近隣など主観的な要因にとどまっており、近年問題となっている産科の医療提供体制と施設選択について論じた研究も少ない。

上記の点を加味し、供給側の要因と需要側の要因を区別し、妊婦の施設選択行動に与える要因を明らかにする。まず、第1に、本章の主眼である地理的空間的要因について、「医療施設の位置」、「居住地域」、「交通手段」などの複数の変数を採用し、施設要因と比べ、その影響を検証する。しかしながら、妊婦の施設選択行動には供給側の要因だけでなく需要側の要因も大きく影響を与えると考えられる。そこで、第2に、個人属性など需要側の要

104）外部経済の距離減衰効果については、村中他（2005）が WTP および WTA を用いて環境保全の費用負担を推計しているが、社会経済的要因以外に対象の意識や地域効果など複数の要因が影響し、必ずしも距離減衰効果があるとはいえないとしている。

因を取り上げ、個人属性の違いによる影響を明らかにする。

以下、第 2 節では、施設選択行動の評価方法について、データ収集、調査デザインそして推計モデルについて述べる。第 3 節では、第 2 節の推計モデルをもとに記述統計と推計結果を示す。第 4 節では、第 3 節の結果をもとに、施設要因、社会経済的要因そして地理的空間的要因について複数のタイプから考察する。第 5 節で内容をまとめて結びとする。

2. 医療資源の集約化と公平性の検証

2.1　アンケート調査の説明

本章の評価対象は、市立貝塚病院で分娩を行った妊婦の産婦人科集約化前後の医療施設選択の変化である。2003 年から 2007 年までに市立貝塚病院で分娩した女性[105)]2,637 人を対象に、2008 年 3 月〜4 月の期間に調査票を郵送し、有効回答数は 1,081 通（全体の 41%）であった。なお、本調査は大阪大学医学部における倫理委員会の承認を得た上で、貝塚市の条例にしたがって個人情報を扱っている。

調査票は 4 部構成である。1 部目に前回の市立貝塚病院での出産への満足度（不満足度）とその要因[106)]、2 部目に集約化への知識と集約化後に分娩を行う場合に希望する施設名（自由記述）とその理由の選択、3 部目に選択型実験の仮想的施設選択問題、そして 4 部目に社会経済的要因を扱っている。本章では 2 部目の質問項目と 4 部目の社会経済的要因を使用する。

このとき、評価内容を可能な限り明確にするために、集約化の内容、分娩費用そして周辺地域の参加などの情報を、調査票に示している。具体的には

105）調査対象を経産婦としたのは、出産経験のない女性と比較し、医療サービスについての情報の非対称性が小さいため、回答の信頼性が高くなることを想定したためである。

106）本章ではアンケート項目に希望する施設名とその理由をにいれ、施設選択には患者の選好が影響していると仮定し、これら主観的な回答を施設要因に用いている。これは施設選択には患者の選好が入るが、それら選好は必ずしも病院の特性と一致しているわけではない点、また病院においては、病床数は全病床数の情報となり、医師数についても常勤、非常勤そして研修医が入り診療所との共通の基準での客観的情報が入手しにくい点などから、本章では主観的要因を採用した。

次の通りである。

第１に、産婦人科の医師不足によって市立泉佐野病院と市立貝塚病院が統合し、診療科の機能分化が行われる状況を説明し、それに関する知識を質問している。

第２に、集約化に参加する市、町では分娩費が安くなることを提示し、最後にアンケートに回答する妊婦の居住地域の市町村について、その参加状況などを説明し、それに関する知識の有無を質問している。

さらに本調査では、妊婦の心理的負担を考慮し、統合の概要を一括して文章にするのではなく、3つの質問を通じて情報の提示を行うことで、回答率と回答の精度の向上を図った。

2.2　モデルならびに変数の説明

本章では、McFadden（1974）が提唱する選択肢が3つ以上かつ順序関係がない場合の判別問題を扱う多項ロジットモデル（Multinomial Logit モデル）を用いて、妊婦の分娩施設選択の要因を想定した。しかしモデルの成立には、全選択肢の効用の残差が各選択肢の残差から独立し、かつ同じ分布を持つという「無関係な選択肢からの独立性の仮定（以下、「IIA 仮定（independence of irrelevant alternative）」）が条件になる。そこで、IIA 仮定の成立について Hausman 検定を行い、その結果5％水準で仮定が棄却された。したがって、仮定が成立しないことから、独立性の条件を緩和した入れ子型ロジットモデルを用いる。

主眼は、集約化後閉鎖される医療機関に受診した妊婦の選択行動の変化に注目し、集約化後の選択行動とその要因との関係をモデル化することによって、集約化政策の効果を分析することにある。ここで、施設選択に至るまでのプロセスとして、まず集約化後継続する医療機関とそれ以外の医療機関との選択を行い、つぎにそれ以外の医療機関を選択した妊婦は複数の選択肢の中から特定の医療機関を選択するという2段階を想定する。

したがって、被説明変数には、集約化後継続して産科を行う医療機関とそれ以外の医療機関を採用し、後者については、NICU をもつ総合病院、それ以外の総合病院、産院・診療所を用いる。

また本章の推計では、集約化後医療機関が閉鎖されることによって、アクセスの低下を招く可能性が高いと仮定する。ただアクセスなどの地理的空間的要因以外に、個々の医療機関のもつ施設機能や口コミなどさまざまな要因も影響をもたらすとし、これら要因は個人属性などのフィルターを通して複合的に施設選択に作用すると考える。

そこで説明変数については、地理的空間的要因、施設要因そして社会経済的要因に関する変数を用い、これらが施設選択行動に与える影響を検討する。

第１に、地理的空間的要因については、【医療施設の位置】、【居住地域】、【交通手段】の３変数を用いた。また集約化前後の居住地と選択した施設の地理的空間的変化にも着目し、通院距離や交通時間などの【通院距離の変化】や【通院時間の変化】の２変数を取り上げた。

第２に、施設要因については、施設機能、利便性そして評判を考慮し、【総合医療施設である】、【新生児医療救急体制がある】、【医者の数が多い】、【助産師の数が多い】、【診察時間が長い】、【分娩にかかる費用が比較的安い】、【診察までの待ち時間が短い】、【そこで分娩したことがある】、【そこの評判がよい】の９変数を用いた。

第３に、社会経済的要因については、妊婦自身のこと、家族等の周囲の状況そして本章の主題である集約化への知識の有無等を含め、妊婦に関する【年齢】、【職業】、【学歴】、【世帯年間年収】、【お産教室の参加の有無】、「子の兄弟の有無」、「車の所有」、「同居者の有無」、「送迎者の有無」、「集約化の知識」、「集約化による費用の変化」の11項目の基本属性とした。

上記の地理的空間的要因、施設要因そして社会経済的要因などの変数を用い、モデル１～モデル６の６つのモデル式で患者の施設選択行動を検討した。変数の概要は表 8-1 に示した。

表 8-1　データの概要

変数の説明			データ形式
被説明変数			
タイプ			「集約化後継続する病院」= 1, 「それ以外の NICU をもつ総合病院」= 2, 「それ以外の総合病院」= 3, 「産院・診療所」= 4,「その他」= 5
説明変数			
地理的空間的要因	居住地域	泉佐野市，貝塚市，岸和田以北，泉南以南	当該項目に該当する= 1, 当該項目に該当しない= 0
地理的空間的要因	医療施設の位置	同市内，隣接市内，それ以外	当該項目に該当する= 1, 当該項目に該当しない= 0
地理的空間的要因	交通手段	徒歩，バス，電車，自家用車	当該項目に該当する= 1, 当該項目に該当しない= 0
地理的空間的要因	通院距離の変化		実数（Km）
地理的空間的要因	通院時間の変化		自家用車の交通時間（時間） 電車利用時の交通時間（時間） 徒歩での交通時間（時間）
施設要因		家から近い，総合医療施設である， 診察までの待ち時間が短い， 分娩にかかる費用が比較的安い， 診察時間が長い，医師数が多い， 助産師数が多い， 新生児救急医療体制がある， そこで分娩したことがある， そこの評判が良い	当該項目に該当する= 1, 当該項目に該当しない= 0
社会経済的要因	年齢		20 歳未満= 1，20 歳以上 30 歳未満= 2, 30 歳以上 40 歳未満= 3，40 歳以上= 4
社会経済的要因	職業	常勤，非常勤，専業主婦	当該項目に該当する= 1, 当該項目に該当しない= 0
社会経済的要因	学歴	高卒・専門卒，短大卒・大卒	当該項目に該当する= 1, 当該項目に該当しない= 0
社会経済的要因	世帯年間収入		200 万円以下= 1, 200 万円以上 400 万円未満= 2, 400 万円以上 600 万円未満= 3, 600 万円以上 800 万円未満= 4, 800 万円以上= 5
社会経済的要因	居住地域	貝塚市，泉佐野市，岸和田市， それ以外	当該項目に該当する= 1, 当該項目に該当しない= 0
社会経済的要因	その他	お産教室の参加の有無， 同居者の有無，子の兄弟の有無， 車の所有の有無，送迎者の有無， 集約化の知識， 集約化による費用の変化	当該項目に該当する= 1, 当該項目に該当しない= 0

3. 医療資源集約化と公平性の推定結果

3.1　基本統計の推計結果

施設要因について、最も回答が多かったのは 40.15% の「総合医療施設である」である。つぎに、「新生児医療救急体制がある」と「分娩にかかる費用が比較的安い」が続き、最も少なかったのが、「そこで分娩したことがある」であった。

社会経済的要因としては、年齢は 30 歳以上 40 歳未満が全体の 68.18% 以上、職業は専業主婦が全体の 67.62%、学歴は高卒・専門学校卒が全体の 51.53%、所得（年収）は 400 万円〜600 万円未満が全体の 35.15% を占めた。また、前回の市立貝塚病院の出産について、全体の 63.18% が第 1 子にあたり、97.22% が車を所有し、52.17% が通院時に送迎者がいた。基本統計の結果を表 8-2 に示した。

3.2 「集約化後継続する病院」と「それ以外の医療機関」に与える効果

入れ子型ロジットモデルの推計結果は表 8-3 に示した。「集約化後継続する病院」と比べ、「それ以外の医療機関」への選択に影響を与える要因として、地理的空間的要因と施設要因を考察する（ベースは「それ以外の医療機関」とする)。その結果を表 8-3 に示した。

まず、地理的空間的要因について概観する。全 5 変数のうち、【妊婦の居住地域】、【通院距離の変化】、【通院時間の変化】の 3 変数が有意に働き、【医療施設の位置】と【交通手段】については有意に働かなかった。

【妊婦の居住地域】については、「岸和田以北」と「泉南以南」は有意な結果が認められなかったが、「泉佐野」また「貝塚」は正に有意に働いた。このことから、「泉佐野」と「貝塚」など当該地域に在住する妊婦は「集約化後継続する病院」を選択するが、「岸和田以北」と「泉南以南」など周辺地域の妊婦については、施設選択に明らかな結果が得られなかった。したがって、当該地域と周辺地域では集約化政策への影響が異なることが示された。

【通院距離の変化】については、正に有意に働くことから、【通院距離の変

表 8-2　記述統計

（単位：件数，％）

施設要因	数	割合
総合医療施設である	434	40.15
新生児医療救急体制がある	419	38.76
医者の数が多い	73	6.75
助産師の数が多い	190	17.58
そこで分娩したことがある	6	0.56
診察時間が長い	61	5.64
家から近い	57	5.27
分娩にかかる費用が比較的安い	228	21.09
診察までの待ち時間が短い	137	12.67
そこの評判がよい	176	16.28
その他	250	23.13

社会経済的要因	数	割合
年齢		
＜20 歳	8	0.74
20 歳-30 歳	245	22.66
30 歳-40 歳	737	68.18
40 歳以上	88	8.14
無回答	3	0.28
職業		
常勤	147	13.60
非常勤	163	15.08
専業主婦	731	67.62
それ以外	40	3.70
最終学歴		
高卒・専門卒	557	51.53
短大卒・大卒	464	42.92
大学院卒	7	0.65
それ以外	53	4.90
世帯年間収入		
200 万円未満	43	3.98
200-400 万円未満	328	30.34
400-600 万円未満	380	35.15
600-800 万円未満	135	12.49
800 万円以上	86	7.96
答えたくない	109	10.08
車		
あり	1,051	97.22
なし	25	2.31
無回答	5	0.46
送迎者		
あり	564	52.17
なし	508	46.99
無回答	9	0.83
子の兄弟		
あり	394	36.45
なし	683	63.18
無回答	4	0.37

化】が増えたとしても、「集約化後継続する病院」を選択することが明らかとなった。この結果から、集約化によって通院距離が延長されたとしても、必ずしも施設選択に影響を与えるとは限らないことが示唆された。

さらに【交通手段】については有意な影響が認められないが、【通院時間の変化】では、「自家用車使用時の交通時間」が負に有意に働き、「電車利用時の交通時間」と「徒歩での交通時間」では正に有意な結果を得た。つまり、通院内容については、交通手段ではなく通院時間が影響を与えており、しかも徒歩や電車を利用している妊婦は、「集約化後継続する病院」を選択するが、車を利用している妊婦については、「それ以外の医療機関」を選択する結果が出た。

一方、係数値については、【通院距離の変化】よりも【妊婦の居住地域】と【通院時間の変化】がより大きい値を示したことから、地域性や交通時間のほうが実測距離よりも影響が大きいことが示された。また【妊婦の居住地域】については、周辺地域よりも当該地域の係数値が大きく、【通院時間の変化】では徒歩や電車よりも自家用車の係数値が大きいことから、「集約化後継続する病院」では、当該地域の妊婦を収容し、かつその機関の通院条件を反映した結果が得られた。

つぎに、施設要因について検討する。全 9 変数のうち、【総合医療施設である】、【診察までの待ち時間が短い】、【分娩にかかる費用が比較的安い】、【診察時間が長い】、【新生児救急医療体制がある】、【そこで分娩したことがある】、【そこの評判がよい】の 6 変数が有意な結果が示された。

そのなかで、【総合医療施設である】、【新生児救急医療体制がある】、【分娩にかかる費用が比較的安い】の変数が正に有意に働き、これら施設機能やコストを重視する妊婦は、「集約化後継続する病院」を選択することが明らかとなった。一方、【診察までの待ち時間が短い】、【そこで分娩したことがある】、【そこの評判がよい】など時間要因や経験・評判などを重視する妊婦は、「それ以外の医療機関」を選択する結果が出た。

これら変数の係数値に着目すると、モデル 1 では【診察までの待ち時間が短い】、【総合医療施設である】が 2.730 と 1.983 と最も大きく、次いで【分娩にかかる費用が低い】が続き、【新生児救急医療体制がある】、【そこの評判がよい】、【そこで分娩したことがある】が低い値となった。このことから、分娩経験や評判など主観的要因よりも時間要因や施設機能要因が選択に影響を与えていることが示された。

最後に、地理的空間的要因と施設要因を併せて概観する。全要因の係数値を比べると相対的に施設要因がより大きい値を示していることから、地理的空間的要因よりも施設要因が強い影響を与えていることが明らかとなった。またモデル 6 では【待ち時間が短い】と【通院時間の変化】の時間的要因が有意となり、モデル 1 と比べ、【通院時間の変化】を追加すると、【待ち時間が短い】の係数が小さくなった。この結果から【通院時間の変化】と【待ち時間が短い】の変数間に代替が生じている可能性があることが推測される。

表 8-3　推計結果(1)

「産科集約化後継続する病院」と「それ以外の医療機関」との比較								
			モデル 1	モデル 2	モデル 3	モデル 4	モデル 5	モデル 6
			係数	係数	係数	係数	係数	係数
地理的空間的要因	医療施設の位置	同市内		0.720 (1.70)				
		隣接市内		0.257 (0.43)				
		隣接外		−0.125 (0.50)				
	居住地域	泉佐野			1.574*** (3.93)			
		貝塚			0.782*** (3.80)			
		岸和田以北			−0.345 (−0.67)			
		泉南以南			1.037 (1.36)			
	交通手段	徒歩				−0.229 (−0.83)		
		バス				−0.389 (−0.87)		
		電車				0.057 (0.18)		
		自家用車				−0.402 (−1.27)		
	通院距離の変化	通院距離					0.005*** (2.78)	
	通院時間の変化	自家用車使用時の交通時間						−0.479*** (−5.34)
		電車利用時の交通時間						0.022*** (2.18)
		徒歩での交通時間						0.065***
施設要因		総合医療施設	1.983*** (9.34)	1.970*** (9.24)	1.982*** (9.12)	2.001*** (9.37)	2.152*** (6.58)	2.404*** (6.35)
		待ち時間が短い	−2.730*** (−4.36)	−2.624*** (−4.11)	−2.563*** (−3.99)	−2.720*** (−4.34)	−2.890*** (−3.65)	−2.607*** (−2.94)
		分娩費用が低い	1.673*** (6.08)	1.585*** (5.76)	1.590*** (5.72)	1.697*** (6.12)	2.273*** (5.20)	2.425*** (4.94)
		診察時間が長い	−12.999 (−0.03)	−13.906 (−0.02)	−12.772 (−0.03)	−14.001 (−0.02)	−14.371 (−0.02)	−15.143 (−0.02)
		医師数が多い	0.687 (1.15)	0.613 (1.03)	0.567 (0.97)	0.730 (1.23)	0.891 (0.96)	1.448 (1.30)
		助産師数が多い	−0.879 (−1.38)	−0.731 (−1.13)	−0.790 (−1.24)	−0.865 (−1.36)	−1.564 (−1.64)	−1.132 (−1.14)
		新生児救急医療体制	1.339*** (4.80)	1.338*** (4.77)	1.366*** (4.65)	1.342*** (4.79)	2.240*** (4.30)	2.431*** (3.86)
		そこでの分娩経験あり	−1.220*** (−3.65)	−1.211*** (−3.73)	−1.276*** (−3.93)	−1.203*** (−3.61)	−1.454*** (−3.62)	−1.374*** (−2.99)
		評判が良い	−1.307*** (−4.38)	−1.271*** (−4.26)	−1.282*** (−4.18)	−1.388*** (−4.53)	−2.076*** (−5.18)	−2.069*** (−4.65)

「産科集約化後継続する病院」と「それ以外の NICU をもつ総合病院」との比較

			モデル1	モデル2	モデル3	モデル4	モデル5	モデル6
			係数	係数	係数	係数	係数	係数
社会経済的要因		年齢	3.005 (0.34)	4.864 (0.76)	5.106 (0.78)	3.933 (0.45)	1.797 (0.32)	1.176 (0.24)
	職業	常勤	-665.688 (0.00)	-348.537 (0.00)	-389.552 (0.00)	-359.598 (-0.01)	-26.277 (-0.05)	-45.135 (-0.04)
		非常勤	275.305 (0.16)	141.403 (0.27)	160.134 (0.22)	133.684 (0.53)	47.575 (0.24)	68.223 (0.15)
		専業主婦	297.185 (0.17)	154.293 (0.30)	175.425 (0.24)	154.686 (0.61)	57.625 (0.29)	73.741 (0.16)
	学歴	高卒・専門卒	3.335 (0.05)	-9.096 (-0.32)	-6.900 (-0.24)	0.630 (0.01)	5.622 (0.17)	-9.392 (-0.64)
		短大卒・大卒	4.285 (0.07)	-5.569 (-0.22)	-5.087 (-0.19)	2.088 (0.04)	5.772 (0.17)	-6.517 (-0.51)
		年収	7.500 (1.52)	5.869 (1.36)	6.029 (1.15)	7.410 (1.52)	2.344 (1.03)	2.394 (0.92)
	それ以外	お産教室の参加の有無	-644.110 (-0.32)	-328.727 (-0.02)	-356.383 (-0.01)	-367.658 (-0.18)	-294.255 (0.00)	-106.417 (-0.19)
		子の兄弟の有無	22.431 (1.69)	20.663 (1.63)	20.224 (1.50)	23.081 (1.70)	4.093 (0.68)	5.041 (0.78)
		車の所有	50.688 (1.84)	39.687 (1.79)	41.189 (1.36)	50.033 (1.73)	10.570 (0.91)	22.154 (1.89)
		同居者の有無	-4.491 (-0.35)	-4.796 (-0.47)	-3.081 (-0.31)	-4.709 (-0.37)	-0.791 (-0.14)	-0.935 (-0.15)
		送迎者の有無	-5.476 (-0.59)	-4.599 (-0.66)	-4.367 (-0.62)	-5.142 (-0.57)	-7.932 (-1.43)	-7.446 (-1.25)
	知識	集約化の知識	-2.203 (-0.17)	0.646 (0.07)	1.066 (0.11)	-1.074 (-0.09)	-3.059 (-0.47)	-1.470 (-0.19)
		集約化による費用の変化	-6.751 (-0.57)	-4.735 (-0.50)	-6.910 (-0.67)	-6.279 (-0.55)	-12.864 (-1.31)	-11.733 (-1.29)
		定数項	-458.383 (-0.27)	-264.238 (-0.50)	-290.537 (-0.39)	-313.001 (-1.05)	-99.422 (-0.49)	-109.973 (-0.24)

表 8-3　推計結果(2)

「産科集約化後継続する病院」と「それ以外の総合病院」との比較								
			モデル 1	モデル 2	モデル 3	モデル 4	モデル 5	モデル 6
			係数	係数	係数	係数	係数	係数
社会経済的要因		年齢	0.678 (0.18)	−0.240 (−0.07)	0.717 (0.19)	0.345 (0.09)	1.751 (0.96)	1.605 (0.96)
	職業	常勤	−14.791 (−1.06)	−8.962 (−0.76)	−11.207 (−0.74)	−15.469 (−1.07)	−8.592 (−1.16)	−10.468 (−1.75)
		非常勤	1.381 (0.09)	0.116 (0.01)	−1.911 (−0.19)	1.564 (0.11)	−4.043 (−0.73)	−1.899 (−0.44)
		専業主婦	−11.579 (−0.86)	−11.188 (−1.10)	−12.247 (−1.08)	−11.657 (−0.85)	−8.739 (−1.48)	−11.553 (−2.13)
	学歴	高卒・専門卒	−45.979 (−1.51)	−23.965 (−1.39)	−26.691 (−0.86)	−43.571 (−1.35)	−14.210 (−1.40)	−14.591 (−2.14)
		短大卒・大卒	−45.007 (−1.43)	−21.531 (−1.34)	−25.468 (−0.77)	−41.975 (−1.24)	−14.208 (−1.27)	−10.964 (−1.97)
		年収	−1.470 (−0.43)	−2.391 (−0.94)	−2.761 (−1.11)	−1.331 (−0.38)	−1.660 (−1.18)	−0.843 (−0.71)
	それ以外	お産教室の参加の有無	−1.870 (−0.24)	−6.103 (−0.85)	−5.511 (−0.53)	−1.921 (−0.24)	−2.398 (−0.69)	0.518 (0.15)
		子の兄弟の有無	4.881 (0.74)	−1.273 (−0.22)	−0.149 (−0.01)	4.099 (0.54)	−3.518 (−1.46)	−3.819 (−1.57)
		車の所有	11.757 (0.72)	8.029 (0.53)	8.831 (0.58)	10.506 (0.65)	−3.207 (−0.63)	−1.268 (−0.21)
		同居者の有無	−7.035 (−1.32)	−6.752 (−1.22)	−5.459 (−0.95)	−7.146 (−1.34)	−2.427 (−0.97)	−2.529 (−1.04)
		送迎者の有無	3.584 (0.76)	3.049 (0.69)	2.725 (0.60)	3.202 (0.69)	1.784 (0.56)	−0.050 (−0.02)
	知識	集約化の知識	4.486 (0.67)	1.356 (0.22)	0.447 (0.06)	4.613 (0.62)	−2.876 (−0.84)	−0.182 (−0.06)
		集約化による費用の変化	−0.923 (−0.14)	3.255 (0.67)	2.785 (0.37)	−0.116 (−0.02)	1.402 (0.46)	2.312 (0.94)
		定数項	−28.912 (−0.89)	−11.692 (−0.49)	−11.017 (−0.38)	−27.463 (−0.81)	8.715 (1.15)	2.355 (0.27)

「産科集約化後継続する病院」と「産院・診療所」との比較								
			モデル1	モデル2	モデル3	モデル4	モデル5	モデル6
			係数	係数	係数	係数	係数	係数
社会経済的要因		年齢	−2.638	−1.764	−1.617	−2.701	−0.127	0.005
			(−1.21)	(−1.10)	(−0.91)	(−1.25)	(−0.15)	(0.01)
	職業	常勤	3.794	1.848	1.773	3.275	2.089	3.281
			(0.39)	(0.27)	(0.24)	(0.35)	(0.59)	(1.02)
		非常勤	−2.903	−3.329	−3.490	−3.256	0.363	−1.375
			(−0.27)	(−0.51)	(−0.50)	(−0.32)	(0.12)	(−0.42)
		専業主婦	−0.401	0.013	−0.893	−0.589	0.918	2.207
			(−0.04)	(0.00)	(−0.14)	(−0.06)	(0.33)	(0.76)
	学歴	高卒・専門卒	38.023	21.018	22.771	35.948	10.956	9.622
			(1.38)	(1.19)	(0.77)	(1.28)	(1.16)	(1.60)
		短大卒・大卒	33.913	16.483	18.552	31.616	11.063	8.089
			(1.24)	(1.04)	(0.66)	(1.15)	(1.13)	(1.42)
		年収	−3.064	−2.176	−2.254	−3.042	0.183	0.095
			(−1.82)	(−1.29)	(−1.11)	(−1.76)	(0.36)	(0.18)
	それ以外	お産教室の参加の有無	−6.273	−4.195	−3.639	−6.086	1.565	0.692
			(−1.10)	(−1.02)	(−0.80)	(−1.10)	(0.94)	(0.49)
		子の兄弟の有無	3.735	4.243	4.847	3.746	1.601	1.860
			(1.03)	(1.75)	(1.83)	(1.10)	(1.48)	(1.67)
		車の所有	10.707	5.793	6.615	10.518	0.656	−2.597
			(1.04)	(0.81)	(0.72)	(1.04)	(0.27)	(−0.53)
		同居者の有無	2.107	3.269	2.953	2.054	0.279	0.333
			(0.51)	(1.07)	(0.99)	(0.52)	(0.25)	(0.29)
		送迎者の有無	2.823	1.616	1.782	2.800	−0.373	0.124
			(0.80)	(0.58)	(0.57)	(0.82)	(−0.32)	(0.13)
	知識	集約化の知識	−1.658	−0.587	0.130	−1.819	0.190	−1.136
			(−0.41)	(−0.20)	(0.04)	(−0.46)	(0.11)	(−0.82)
		集約化による費用の変化	3.651	1.457	1.870	3.370	0.240	−0.481
			(0.94)	(0.58)	(0.58)	(0.91)	(0.23)	(−0.43)
		定数項	−64.233	−37.131	−40.813	−60.088	−17.427	−17.075
			(−1.38)	(−1.23)	(−0.87)	(−1.30)	(−1.10)	(−1.94)
LL			−931	−926	−917	−930	−375	−342
LR test for IIA			chi2(1)=9.75***	chi2(2)=8.82***	chi2(1)=7.69***	chi2(1)=10.65***	chi2(1)=5.17***	chi2(1)=6.43***
AIC			2,000.12	2,000.06	1,982.88	2,005.46	894.17	827.55
Number of obs			4,685	4,685	4,685	4,685	3,150	3,150
Number of cases			937	937	937	937	630	630

以上のことから、地理的空間的要因の影響は否めないが、その要因には【通院距離の変化】などの実測距離よりも、【妊婦の居住地域】などの地域性や【通院時間の変化】などの時間の影響が強いことがいえる。しかも地理的空間的よりも施設要因のほうが、施設選択には強い影響があることも明らかとなった。

3.3 「集約化後継続する病院」と「それ以外の NICU をもつ総合病院」、「それ以外の総合病院」、「産院・診療所」に与える効果

「集約化後継続する病院」を選択した妊婦と「それ以外の NICU をもつ総合病院」、「それ以外の総合病院」、「産院・診療所」を選択した妊婦の社会経済的要因を比較・検討した（ベースは「集約化後継続する病院」とする）。

本章では、社会経済的要因に、【年齢】、【最終学歴】、【職歴】、【世帯年間収入】、【車の所有】、【送迎者の有無】、【子の兄弟の有無】を用いた。これら社会経済的要因に関する変数は、単体ではどれも有意に働かない結果となった。したがって、集約化後希望する医療機関への選択について、個々の社会経済的要因による影響は認められないことが明らかとなった[107]。

4. 医療資源集約化と公平性の評価

前節では、集約化後の施設選択行動において、「集約化後継続する病院」、「それ以外の医療機関」に、後者については、「NICU をもつ総合病院」、「それ以外の総合病院」、そして「産院・診療所」の 3 タイプに分類し、地理的空間的要因、施設要因、社会経済的要因から妊婦の施設選択行動について分析を行った。その結果、次のことが示された。

まず第 1 に、地理的空間的要因について検討する。「集約化後継続する病院」と「それ以外の総合病院」では、医療施設の位置や通院距離の変化など

107）社会経済的要因は、単体では有意な差が認められなかった。しかし、変数の組み合わせによっては社会経済的要因による施設選択効果も認められる可能性がある。この点については、今後の課題として詳細に検証してゆきたいと考える。

実際の距離の影響を受けるのではなく、居住地域などの地域性や通院時間などの時間要因に左右されることが明らかとなった。

しかも居住地域については、当該地域の妊婦は継続医療機関への受診を希望するが、周辺地域に在住する妊婦は必ずしも受診するとは限らないことが示された。このことから、居住する地域によって選択する施設は異なり、集約化そのものが医療資源不足問題から端を発したことからしても、効率的な医療提供には管轄地域の検討も併せて行うことが重要であることが推察される。

また通院時間については、当該医療機関が最寄りの駅から徒歩圏内という立地条件と泉南地域の車利用者が多いという地域性が反映される結果が得られた。この点について集約化政策の効果の是非には、通院条件や地域性を加味したアクセスの充実が政策効果を上げる可能性があることが示唆された。

さらに【通院距離の変化】について、実測距離が長くても当該医療機関を選択することから、地理的空間的要因によるアクセスの低下以上に別の要因が施設選択の決定要因になっていることが示された。

以上のことから、施設選択行動には地理的空間的要因による影響を受けたとしても、実測距離ではなく、居住地域などの地域性や医療施設の立地条件に左右されていることが明らかとなった。

第 2 に、施設要因について外観する。「集約化後継続する病院」は施設機能や分娩費といった客観的要因によって選択されるが、「それ以外の医療機関」については分娩経験や評判など主観的要因と待ち時間が選択要因となっていることが結果から実証された。このことから、施設機能の客観的要因の改善に加え、分娩費の情報公開や待ち時間の短縮化を図ることによって、妊婦の需要行動の変容を促す可能性があることが推察される。

第 3 に、施設選択の規定要因と地理的空間的要因を併せて外観する。「集約化後継続する病院」と「それ以外の医療機関」の選択には、変数の種類と影響の度合い、どちらにおいても地理的空間的要因よりも施設要因のほうが決定要因になっていることが分析から導出された。したがって、必ずしも地理的空間的要因が妊婦の需要行動を決定するわけではないことが明らかとなった。

また、時間要因について、通院時間の変化と待ち時間の長さが有意であることから、通院時間の短縮化を図ることで需要行動の変容を促すといった時間の代替性が考えられる。この点について、集約化による医療アクセスの低下を、待ち時間や交通時間の短縮で代替できないかを今後検証し、予約システムの改善や巡回バスの施行が有効であるかを評価していくことも重要であることが考察される。

最後に、医療機関の機能分化についても検討する。「集約化後継続する病院」には、総合医療施設機能、新生児救急医療体制などの施設機能や分娩費などのサービスが決定要因となっている。新生児医療体制と併せて総合医療体制も選択要因にあげられていることから、高度な医療技術に加え妊娠・分娩後も引き続き同医療機関での受診が可能となる提供体制が求められている。しかも一定の費用設定が重要であることもいえる。

したがって、日本の医療の特徴として、患者は医療施設を自由に選択できるフリーアクセスが認められている一方で、重複受診などによる医療費損失を招いているといった指摘への改善策にもなる。つまり、集約化に加え専門分化も併せて行うことで、医療資源の効率的活用を目的とした社会厚生上の損失防止策も、患者の需要行動に沿って行うことが可能であることも推察される。

本章では、「集約化後継続する病院」に対し「それ以外のNICUをもつ総合病院」、「それ以外の総合病院」と「産院・診療所」などの「それ以外の医療機関」を比較し、妊婦の施設選択行動を評価した。その結果、施設選択行動には一概に地理的空間的要因だけが影響を与えているわけではないこと、地理的空間的要因についても実測距離や通院手段ではなく通院時間の変化や地域性が決定要因であることが明らかとなった。また、「集約化後継続する病院」を選択する妊婦は、総合医療施設機能や新生児救急医療施設などの施設機能要因を選択基準にするのに対し、「それ以外の医療施設」を選択する妊婦は経験や評判など主観的要因と待ち時間を要因とする。

以上のことから、集約化による医療アクセスの低下は、妊婦の施設選択行動への影響が低いことが示された。また、客観的要因の改善と待ち時間や通院時間など時間短縮をはかることで、妊婦の行動変容が可能であることも示唆されている。さらに、異なる各医療機関へのニーズと適した管轄地域の推計を行うことで、最適な対象地域に制約のある医療資源を効果的に提供することが可能となる。

しかしながら課題も残されている。本章では「集約化後継続する病院」に着目し、地理的空間的要因と施設要因また個人属性が集約化後の施設選択に影響を与えるか明らかにすることに焦点を当てた。アンケートの対象を市立貝塚病院で分娩経験のある妊婦としているため、サンプリングバイアスが発生していると考えられる。つまり【新生児救急医療体制がある】や【分娩にかかる費用が比較的安い】などの施設要因が過大に評価されていることも考えられ、今後も実際の妊婦の動きなど検証してゆく必要がある。

第９章
介護給付と家計の消費行動の公平性

1. 介護給付と家計の消費行動の概要

高齢者世帯の所得もしくは消費の動向については、多くの先行研究が関心をもってきた。たとえば、大竹・斎藤（1999）、大竹（2005）、小塩・田近・府川（2006）は、景気低迷が高齢者世帯内の所得格差を広げており、なかでも低所得階級内の格差は大きくなっていることを示している。

経済厚生は所得水準だけでなく消費水準も反映している。大竹・斎藤（1996）、小川・北坂（1998）、小塩（2000）は、40 歳代以降では消費の格差が広がっていると報告している。特に竹澤・松浦（1998）は、総務省「全国消費実態調査」のマイクロデータを用いて 60 歳以上の高齢者世帯の消費行動はそれ以外の世帯とは異なっており、その行動は所得や資産の蓄積に影響を受けていることを示している。

先行研究によると、所得が家計の消費行動に影響を与えており、その所得は高齢者世帯内では格差が生じている。しかも高齢者世帯は高齢者以外の世帯とは消費行動が異なっており、所得だけでなく資産の蓄積の影響も受けている。ここで重要なのは、高齢者世帯の消費の内容である。高齢者世帯の場合、医療給付費や介護給付費などのサービス消費が大きなウェイトを占めていることが特徴である。

総務省（2011）「家計調査」の「2 人以上世帯」によれば、29 歳以下のサービス支出の内訳は家賃・地代が最も多くの割合を占めているのに対し、保健医療（含む介護）は 4 % に過ぎない。一方、70 歳以上のサービス支出の内訳では、保健医療（含む介護）が 16% を占める。なかでも介護サービスは所得弾力性が小さく、高齢者のいる世帯の消費に深くかかわっている可能性が高い。

たとえば大日（2000）は、公的介護保険に関するアンケート調査を用いた推定結果より、在宅介護サービスの所得弾力性が 0.1～0.2 程度であるとした。また、清水谷・野口（2004）は仮想市場アンケート調査をもとに、すべての介護サービスにおいて 0.1 未満の所得弾力性を得ている。すなわち、介護サービスは必需品であり、要介護世帯になれば受給をせざるを得なくなる財の特徴をもっている。そのため本章では、ある世帯に介護の必要があるならば、その世帯は介護サービスを受けると考える。

先行研究は所得と介護サービスとの関係を論じているが、消費との関係まで議論していない。しかも介護サービスを受けている世帯のみを対象にしており、介護サービスを受けていない世帯との比較がなされていない。高齢者世帯内の消費の格差の一要因として、介護の必要の有無があるのではないかと考えられるが、そのためにはマイクロデータを用いて、介護サービスを受けている世帯と介護サービスを受けていない世帯の消費の格差を検証しなければならない。

さらに本章では、高齢者のいる世帯に着目する。先行研究は、高齢者世帯の所得や消費の動向を分析してきたが、厳密には高齢者世帯と高齢者のいる世帯は区別されるべきである。高齢者世帯とは世帯主が単に高齢者である世帯だが、高齢者のいる世帯はより概念が広い。世帯主が若くても世帯内に高齢者がいることで介護の必要が生じる可能性があり、これがその世帯の消費行動に影響するかもしれない。マイクロデータを用いることから、高齢者のいる世帯を抽出した分析を展開する。

そこで、高齢者のいる世帯における介護サービスの受給と家計の消費行動に着目し、所得と消費との関係が介護サービスの有無によって異なるかどうかを評価する。特に低所得者については、貯蓄を切り崩して消費をしている可能性も考慮して検討する。マイクロデータを世帯グループごとに分類し、全世帯、高齢者のいる世帯、介護サービスを受けている世帯、介護サービスを受けている低所得世帯ごとに分析する。

具体的には、世帯グループの四分位法と散布図を用いてデータの傾向を詳細に調べ、次に実証分析を行い、家計の消費行動が統計的に有意に異なるかどうかを検討する。最後に介護サービスの受給の有無が家計の消費行動に格差を招いているかどうかを分析する。

以下に続く第 2 節では仮説とデータなどの推定モデルについて説明し、第 3 節ではデータの傾向と主要な推定結果を示す。そこから導かれる介護がもたらす家計の消費への影響を考察し、第 4 節で本章のまとめとする。

2. 介護給付と家計の消費行動の検証

2.1　データならびにモデルの説明

本章で使用するデータは、2004 年の総務省「全国消費実態調査」（以下、「全消」）匿名データの「2 人以上の世帯」である[108]。「全消」は、国民生活の実態について、全国でサンプリングされた世帯を対象に、消費と所得など収支状況、貯蓄と負債などを総合的に調査している。特に本章が分析に用いる 2004 年データでは、要介護認定者のいる世帯の家計の収支状況を調査している。

本章では、このデータを用い、介護サービスの有無が家計の消費行動にどのような影響を与えているかを検証する。次の 3 つの段階で介護サービスが家計の消費に与える効果を分析する。

第 1 に、「全消」の「2 人以上の世帯」の全世帯を対象に、高齢者のいる世帯といない世帯で家計の消費行動に格差があるかを検証する。ここで高齢者とは、介護保険制度の第 1 号被保険者となる 65 歳以上とする。第 2 に、

108）2004 年「全国消費実態調査」の「2 人以上世帯」の全世帯のデータ数は約 4.4 万レコードである。

高齢者のいる世帯を対象に、介護サービスの有無によって、家計の消費行動に格差があるかどうかを分析する。第3に、介護サービスを受けている世帯を対象に、低所得とそれ以外の世帯で消費行動に格差が生じているかどうかを検証する。

まず、世帯構成、介護サービスの受給の有無、そして所得から家計のデータを4つのグループに分け、それぞれの家計の消費行動の特徴を明らかにする。具体的には、全世帯の消費行動、高齢者のいる世帯の消費行動、介護サービスを受けている世帯の消費行動、そして介護サービスを受けている低所得世帯の消費行動の4つの世帯データの傾向を検証する。

つぎに、以下の消費関数を用い、可処分所得 Y と純貯蓄残高 S に対する消費 C の反応を考える。

$$C_i = \mathrm{f}(Y_i, S_i, M_i, D_i) \tag{1}$$

なお、M は世帯の属性を表す変数とし、D は介護サービスの受給の有無などのダミー変数を示す。また、添え字 i は世帯を意味する。

本章では（1）式を特定化して（2）式のような線形関数としてとらえ、最小二乗推定を行う。

$$\ln C_i = \alpha_0 + \alpha_1 \ln Y_i + \alpha_2 \ln S_i + \alpha_3 M_i + \alpha_4 D_i + \mu_i \tag{2}$$

分析では、被説明変数である消費 C が正規分布にしたがっていないと想定し、Koenker and Bassett によって提唱された条件付き分位点回帰（Qantile Regression）も用いる。線形回帰モデルでは誤差の偏差最小化により得られる推定値は中央値回帰である。だが、任意の分位点では説明変数の効果が同一とは限らない。そこで消費 C を条件づけることで、各グループの消費の分位点に応じた所得と純貯蓄残高の影響を分析することで、より詳細な家計の消費行動を明らかにする。なお、全体の分布を1としたとき、分位点は0.25、0.5、0.75とする。

2.2　変数の説明

分析で用いる変数のデータ処理の方法を以下で説明する。「全消」を分析している先行研究にならい、消費、可処分所得、純貯蓄残高については次のように定義し、世帯ごとに集計した。

【消費】＝食料＋住居＋光熱・水道＋家具・家事用品＋被服及び履物
　　＋保健医療＋交通通信＋教育＋教養娯楽＋その他消費支出　(3)
【当初所得】＝勤め先収入＋事業・内職収入＋本業以外の勤め先・事業・
　　内職収入＋財産収入＋公的年金給付＋他の社会保障給付＋仕送り金
　　＋特別収入　(4)
【可処分所得】＝当初所得－勤労所得税－個人住民税－他の税
　　－公的年金保険料－健康保険料－介護保険料－他の社会保険料
　　－他の非消費支出　(5)
【純貯蓄残高】＝貯蓄現在高－負債現在高　(6)

上記の定義のもとで推定した消費、可処分所得、純貯蓄残高を、世帯人員数の影響を除去するために世帯人員数の平方根で除算し、等価消費、等価可処分所得、等価純貯蓄残高に変換する。実際の推定には、これらの変数を対数化して使用した。すなわち、推定された係数は、等価可処分所得の場合は所得弾力性を示すと考えられる。なお、低所得世帯を取り出す際は等価可処分所得を用いた。本章では低所得世帯を 200 万円まで、250 万円までそして 300 万円までの等価可処分所得で区切って分析を行う。

【等価消費】＝消費／世帯人員数の平方根　(7)
【等価可処分所得】＝可処分所得／世帯人員数の平方根　(8)
【等価純貯蓄残高】＝純貯蓄残高／世帯人員数の平方根　(9)

さらに、コントロール変数として、下記の世帯属性を利用する。具体的には、世帯内にいる高齢者数、高齢者を除いたそれ以外の家族数、就業数、子の同居の有無そして住宅の所有の有無である。すなわち、

表 9-1　記述統計

項目名	単位	平均	標準偏差	最小値	最大値
等価消費	1 千円	2275.440	1361.615	306.206	21198.320
等価可処分所得	1 千円	2311.053	1260.294	2.769	16279.280
等価純貯蓄残高	1 千円	9893.423	11208.310	4.472	67175.140
高齢者数	人	0.662	0.842	0	4
高齢者以外の家族数	人	2.428	1.524	0	7
就業者数	人	1.284	0.970	0	6
子の同居の有無	有 = 1，無 = 0	0.598	0.490	0	1
住宅の所有の有無	有 = 1，無 = 0	0.765	0.424	0	1

【高齢者数】＝ 65 歳以上の世帯人員　(10)

【高齢者以外の家族数】＝世帯人員－ 65 歳以上の世帯人員　(11)

【就業者数】＝就業人員　(12)

【子の同居の有無】ダミー＝子の住んでいる場所が同居（生計同一）、同居（生計別）、同敷地内が 1、それ以外は 0[109]　(13)

【住宅の所有の有無】ダミー＝住居の所有関係が持ち家（世帯員名義）と持ち家（その他名義）が 1、それ以外は 0[110]　(14)

として、以上のデータの記述統計を表 9-1 で示した。

3. 介護給付と家計の消費行動の推定結果

3.1　基本統計の推計結果

世帯グループ別にデータの傾向を等価可処分所得、等価純貯蓄残高そして等価消費の平均と標準偏差を推定し、散布図などで検討する。また、等価消費を基準に四分位法を行い、等価消費と等価可処分所得、等価消費と等価純貯蓄残高の関係についても検証する。表 9-2 では、等価可処分所得、等価

109）子の同居の有無ダミーのそれ以外には、近く（徒歩 5 分程度）、片道 1 時間以内、片道 1 時間以上、子はいない、が含まれる。

110）住宅の所有の有無ダミーのそれ以外には、民営賃貸住宅（設備専用）、民営賃貸住宅（設備共用）、県市町村営賃貸住宅、都市再生機構・公社等賃貸住宅、社宅・公務員住宅（借上げ含む）、借間、寮・寄宿舎が含まれる。

純貯蓄残高、等価消費について左段に全標本数、中央に等価消費の第1四分位、右段に等価消費の第4四分位を示している。なお、前節の推定モデルの（2）式から表9-2の各変数は対数である。

第1に、表9-2上段では全世帯の傾向を見ている。その結果、第1四分位と第4四分位の平均の値を比べると、第4四分位の等価消費の平均の値が高くなるとともに等価可処分所得と等価純貯蓄残高の平均の値も上昇している。等価消費と等価可処分所得及び等価純貯蓄残高は正の相関にある[111]。等価消費の標準偏差は第1四分位よりも第4四分位が大きい値であるのに対し、等価可処分所得の標準偏差と等価純貯蓄残高の標準偏差は小さい結果となった。これは等価消費と等価可処分所得、等価消費と等価純貯蓄残高の散布図【全世帯】からも読み取れる。

第2に、表9-2中上段では高齢者のいる世帯の傾向を見ている。その結果、全世帯と同じように、等価消費と等価可処分所得、等価消費と等価純貯蓄残高は正の相関が認められた[112]。

第3に、表9-2中下段では介護サービスを受けている世帯の傾向を見ている。等価可処分所得、等価純貯蓄残高、等価消費の平均の値は第1四分位よりも第4四分位の値が大きく、等価消費と等価可処分所得及び等価純貯蓄残高は正の相関が認められる[113]。

第4に、表9-2下段（p. 181）では介護サービスを受けている低所得世帯の傾向を示している。ここでは300万円以下の等価可処分所得の世帯を低所得世帯としている。等価消費と等価純貯蓄残高は他のグループと同じように、正の相関がみられた[114]。だが、等価可処分所得については、一定の水準に達した場合に等価消費につながり、等価消費の散らばりは大きい値と

111）相関係数は、全世帯の等価消費と等価可処分所得が0.41、等価消費と等価純貯蓄残高は0.31であり、いずれも正の相関である。

112）相関係数は、高齢者のいる世帯の等価消費と等価可処分所得が0.36、等価消費と等価純貯蓄残高は0.31であり、いずれも正の相関である。

113）相関係数は、介護サービスを受けている世帯の等価消費と等価可処分所得が0.35、等価消費と等価純貯蓄残高は0.30であり、いずれも正の相関である。

114）相関係数は、介護サービスを受けている低所得の世帯では等価消費と等価可処分所得が0.10、等価消費と等価純貯蓄残高は0.32であり、いずれも正の相関である。

表 9-2　データの傾向

【1. 全世帯】					第 1 四分位					第 4 四分位				
項目名	平均	標準偏差	最小値	最大値	項目名	平均	標準偏差	最小値	最大値	項目名	平均	標準偏差	最小値	最大値
等価可処分所得	7.579	0.641	1.019	9.698	等価可処分所得	7.217	0.639	1.019	8.776	等価可処分所得	7.894	0.624	1.019	9.698
等価純貯蓄残高	8.528	1.353	1.498	11.115	等価純貯蓄残高	7.974	1.479	1.498	11.115	等価純貯蓄残高	9.070	1.140	2.649	11.115
等価消費	7.600	0.494	5.724	9.962	等価消費	7.000	0.245	5.724	7.281	等価消費	8.235	0.307	7.897	9.962

【2. 高齢者のいる世帯】					第 1 四分位					第 4 四分位				
項目名	平均	標準偏差	最小値	最大値	項目名	平均	標準偏差	最小値	最大値	項目名	平均	標準偏差	最小値	最大値
等価可処分所得	7.385	0.666	1.019	9.377	等価可処分所得	7.078	0.682	1.019	8.691	等価可処分所得	7.686	0.658	1.753	9.377
等価純貯蓄残高	8.881	1.227	1.498	11.115	等価純貯蓄残高	8.403	1.342	1.498	11.115	等価純貯蓄残高	9.351	1.033	4.588	11.115
等価消費	7.561	0.505	5.735	9.962	等価消費	6.979	0.261	5.735	7.281	等価消費	8.228	0.307	7.898	9.962

【3. 介護サービスを受けている世帯】					第 1 四分位					第 4 四分位				
項目名	平均	標準偏差	最小値	最大値	項目名	平均	標準偏差	最小値	最大値	項目名	平均	標準偏差	最小値	最大値
等価可処分所得	7.397	0.769	1.328	9.334	等価可処分所得	6.966	0.804	1.328	8.362	等価可処分所得	7.717	0.802	1.753	9.334
等価純貯蓄残高	9.010	1.212	3.055	11.115	等価純貯蓄残高	8.522	1.255	3.055	10.815	等価純貯蓄残高	9.396	1.031	4.749	11.115
等価消費	7.657	0.531	5.935	9.774	等価消費	7.000	0.248	5.935	7.277	等価消費	8.295	0.356	7.899	9.774

【4. 介護サービスを受けている低所得世帯】					第 1 四分位					第 4 四分位				
項目名	平均	標準偏差	最小値	最大値	項目名	平均	標準偏差	最小値	最大値	項目名	平均	標準偏差	最小値	最大値
等価可処分所得	7.311	0.629	1.328	7.823	等価可処分所得	7.162	0.795	1.328	7.816	等価可処分所得	7.316	0.865	1.753	7.816
等価純貯蓄残高	8.927	1.221	3.055	11.115	等価純貯蓄残高	8.482	1.233	3.055	10.422	等価純貯蓄残高	9.489	1.003	4.749	11.110
等価消費	7.568	0.476	6.181	9.476	等価消費	7.004	0.235	6.181	7.277	等価消費	8.223	0.341	7.901	9.476

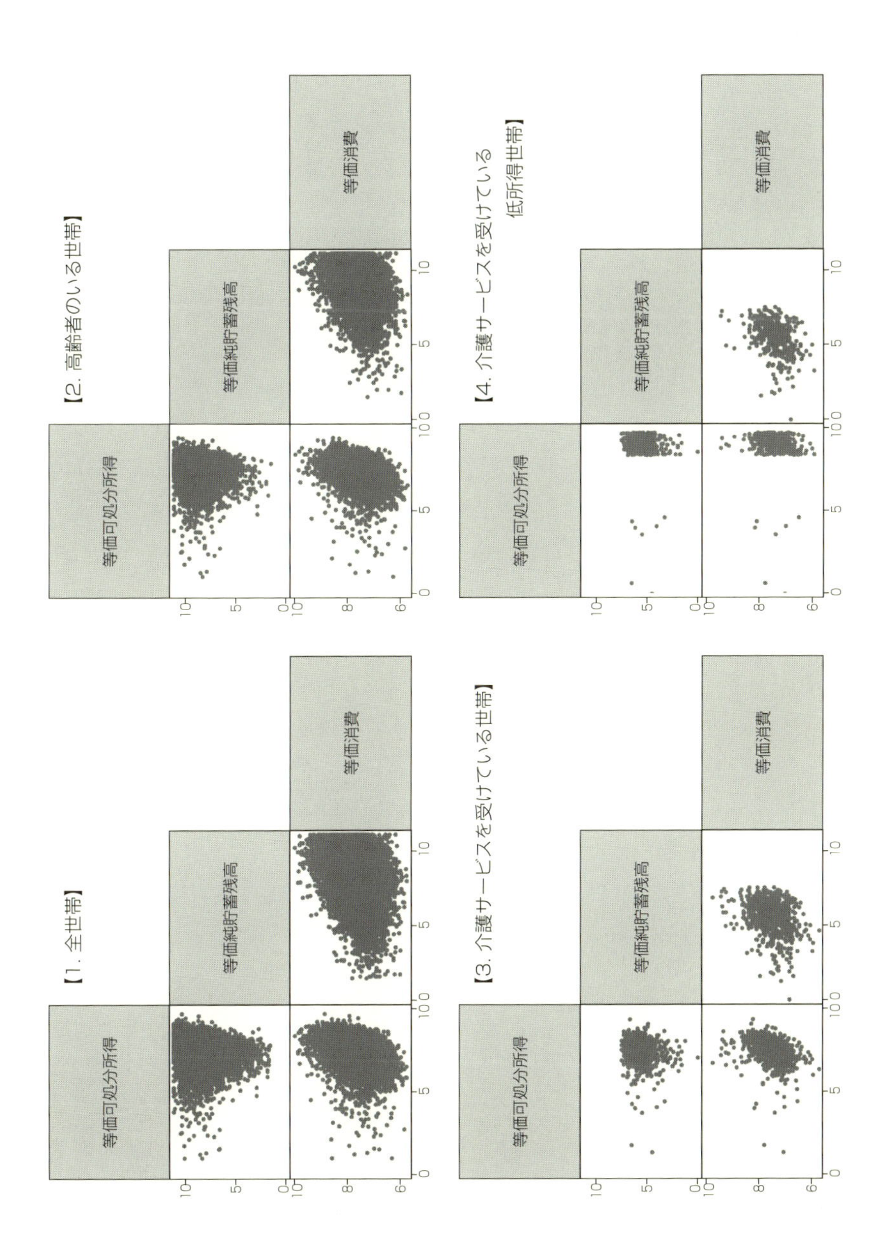
【1. 全世帯】
等価可処分所得
等価純貯蓄残高
等価消費
【2. 高齢者のいる世帯】
等価可処分所得
等価純貯蓄残高
等価消費
【3. 介護サービスを受けている世帯】
等価可処分所得
等価純貯蓄残高
等価消費
【4. 介護サービスを受けている低所得世帯】
等価可処分所得
等価純貯蓄残高
等価消費

なった。

以上のことから、世帯グループ、介護サービスの有無そして所得の相違によって、等価消費は等価可処分所得及び等価純貯蓄残高との相関が異なることが示唆された。全世帯、高齢者のいる世帯、介護サービスを受けている世帯、介護サービスを受けている低所得世帯のすべてで等価消費と等価純貯蓄残高は正の相関が認められる。だが、等価消費と等価可処分所得については、介護サービスを受けている低所得世帯以外は正の相関があるが、介護サービスを受けている低所得世帯では相関が弱くなる結果となった。

次の節では、世帯グループ、介護サービスの有無そして所得の相違によって、等価可処分所得及び等価純貯蓄残高が等価消費に与える影響が統計的に有意に異なるかどうかを、実証分析を用いて検証する。家計の消費行動は、世帯属性の影響も受けていると考えられるため、同居などの世帯属性をコントロールしたうえで家計の消費行動を明らかにする。

3.2　分位点回帰の推定結果

第１に、全世帯を対象にした分位点回帰の分析結果を表 9-3 の上段で示している。等価可処分所得と等価純貯蓄残高の係数はプラスであり、消費に対して正の影響をもっている。高齢者数、高齢者以外の家族数、就業者数は、消費を減らす効果をもつ。子の同居の有無は消費に負の影響をもち、住宅の所有の有無は消費に正の影響をもつ。

以上の推定の傾向は、全世帯を分位点によって区分した場合でも同じである。ただし、所得が高くなるほど、等価可処分所得の係数は小さくなってゆく。低い分位点であるほど、等価可処分所得に対する消費の弾力性が大きいことが分かる。一方、高い分位点では、等価純貯蓄残高の係数は大きくなっており、等価純貯蓄残高が消費に与える影響が大きい。

第２に、表 9-3 中段は、全世帯から高齢者のいる世帯のみを抽出して分位点回帰を行った分析結果である。等価可処分所得と等価純貯蓄残高の推定結果の符号の傾向は全世帯の結果に同じである。全世帯の結果との主な違いは、等価可処分所得の係数が小さく、等価純貯蓄残高の係数が大きいことである。

第３に、表 9-3 下段は、高齢者のいる世帯から介護サービスを受けている世帯を抽出して分位点回帰を行った分析結果である。推定結果の符号については、高齢者のいる世帯の結果と、ほぼ同じ傾向が見られる。高齢者のいる世帯の結果との違いは、等価可処分所得の係数が小さくなり、等価純貯蓄残高の係数が大きくなっている。

以上の結果を横断的に評価しよう。全世帯に比べ、高齢者のいる世帯ほど、また高齢者のいる世帯でも介護サービスを受給していない世帯よりも受給している世帯ほど、等価可処分所得の係数は小さくなり、等価純貯蓄残高の係数は大きくなっている。

さらに、それぞれのグループの分位点回帰では、すべてで等価可処分所得と等価純貯蓄残高が正に有意な結果となった。分位点の区間ごとに比較すると、高い分位点であるほど等価可処分所得の係数は低くなり、等価純貯蓄残高の係数は高くなる。

つぎに介護サービスを受けている世帯については低所得に着目して分析を行った。表 9-4 に分析結果を示した。低所得に注目する理由は、等価可処分所得が低い世帯ほど、貯蓄を切り崩して、介護サービスを受けている可能性が高く、消費行動が他の世帯と異なると考えられるからである。

分析結果によれば、200 万円までの所得、250 万円までの所得、そして 300 万円までの所得に共通して、等価可処分所得は消費に有意な影響を与えないが、等価純貯蓄残高は正に有意な結果が得られた。

最後にコントロール変数については、全世帯や高齢者のいる世帯では、高齢者数、就業者数、この同居の有無が負に有意に、それ以外の家族数や住宅の所有の有無が正に有意な結果が得られた。介護サービスを受けている世帯ではそれ以外の家族数と子の同居の有無のみが有意となり、その符号は全世帯や高齢者のいる世帯と同様の結果となった。本章では変数を世帯の平方根で除したものの、それでも残る家族の規模の経済性が、これらのコントロール変数の係数に現れているといえる。

表9-3　分位点回帰の推定結果

全世帯を対象とした分位点回帰

Model 1	係数	z	P>|z|	Model 2（第1四分位）	係数	z	P>|z|
等価可処分所得対数	0.296	58.75	***	等価可処分所得対数	0.401	39.87	***
等価純貯蓄残高対数	0.092	39.97	***	等価純貯蓄残高対数	0.069	22.89	***
高齢者数	-0.055	-11.97	***	高齢者数	-0.030	-6.51	***
高齢者以外の家族数	-0.014	-4.00	***	高齢者以外の家族数	-0.003	-0.77	
就業数	-0.009	-2.15	**	就業数	-0.042	-7.34	***
子の同居の有無	-0.052	-6.44	***	子の同居の有無	-0.040	-4.14	***
住宅の所有の有無	0.052	7.22	***	住宅の所有の有無	-0.013	-1.65	*
_cons	13.762	799.57	***	_cons	13.208	447.06	***
AdjR-squared	0.247			AdjR-squared	0.157		
Ftest	F(7,23881)＝1120.910***						
標本数	23889						

高齢者のいる世帯を対象とした分位点回帰

Model 5	係数	z	P>|z|	Model 6（第1四分位）	係数	z	P>|z|
等価可処分所得対数	0.252	32.90	***	等価可処分所得対数	0.336	23.59	***
等価純貯蓄残高対数	0.106	27.29	***	等価純貯蓄残高対数	0.084	20.64	***
高齢者数	-0.038	-3.92	***	高齢者数	-0.034	-3.15	***
高齢者以外の家族数	0.010	1.74	*	高齢者以外の家族数	0.013	2.32	**
就業数	-0.013	-1.84	*	就業数	-0.045	-5.68	***
子の同居の有無	-0.050	-4.10	**	子の同居の有無	-0.033	-2.47	**
住宅の所有の有無	0.049	2.78	***	住宅の所有の有無	-0.019	-1.02	
_cons	13.592	463.51	***	_cons	13.193	334.67	***
AdjR-squared	0.204			AdjR-squared	0.125		
Ftest	F(6,10179)＝374.710***						
標本数	10187						

介護サービスを受けている世帯を対象とした分位点回帰

Model 9	係数	z	P>|z|	Model 10（第1四分位）	係数	z	P>|z|
等価可処分所得対数	0.192	7.39	***	等価可処分所得対数	0.274	6.27	***
等価純貯蓄残高対数	0.117	7.54	***	等価純貯蓄残高対数	0.083	4.83	***
高齢者数	-0.023	-0.62		高齢者数	0.034	0.71	
高齢者以外の家族数	0.083	3.58	***	高齢者以外の家族数	0.101	4.05	***
就業数	-0.033	-1.08		就業数	-0.056	-1.84	*
子の同居の有無	-0.142	-3.06	***	子の同居の有無	-0.082	-1.53	
住宅の所有の有無	0.055	0.80		住宅の所有の有無	-0.063	-0.83	
_cons	13.730	122.74	***	_cons	13.258	81.45	***
AdjR-squared	0.209			AdjR-squared	0.146		
Ftest	F(7,695)＝27.560***						
標本数	703						

備考）*、**、***は10%水準、5%水準、1%水準で有意であることを示している。

Model 3（第2四分位）	係数	z	P>|z|
等価可処分所得対数	0.357	46.40***	
等価純貯蓄残高対数	0.076	29.61***	
高齢者数	−0.041	−8.15***	
高齢者以外の家族数	−0.020	−5.32***	
就業数	−0.019	−3.84***	
子の同居の有無	−0.041	−3.99***	
住宅の所有の有無	0.049	6.90***	
_cons	13.565	561.47***	
AdjR-squared	0.153		

Model 4（第3四分位）	係数	z	P>|z|
等価可処分所得対数	0.299	37.87***	
等価純貯蓄残高対数	0.092	29.13***	
高齢者数	−0.055	−9.06***	
高齢者以外の家族数	−0.027	−5.74***	
就業数	0.006	1.12	
子の同居の有無	−0.046	−4.92***	
住宅の所有の有無	0.112	12.68***	
_cons	13.962	539.27***	
AdjR-squared	0.143		

Model 7（第2四分位）	係数	z	P>|z|
等価可処分所得対数	0.310	28.14***	
等価純貯蓄残高対数	0.095	21.78***	
高齢者数	−0.046	−3.98***	
高齢者以外の家族数	0.001	0.28	
就業数	−0.032	−4.28***	
子の同居の有無	−0.047	−3.21***	
住宅の所有の有無	0.016	0.91	
_cons	13.508	415.01***	
AdjR-squared	0.121		

Model 8（第3四分位）	係数	z	P>|z|
等価可処分所得対数	0.251	18.15***	
等価純貯蓄残高対数	0.101	22.20***	
高齢者数	−0.042	−3.66***	
高齢者以外の家族数	0.001	0.15	
就業数	−0.001	−0.13	
子の同居の有無	−0.034	−1.83*	
住宅の所有の有無	0.094	3.45***	
_cons	13.827	347.58***	
AdjR-squared	0.109		

Model 11（第2四分位）	係数	z	P>|z|
等価可処分所得対数	0.247	7.00***	
等価純貯蓄残高対数	0.096	6.06***	
高齢者数	−0.057	−1.38	
高齢者以外の家族数	0.096	4.76***	
就業数	−0.074	−2.58**	
子の同居の有無	−0.167	−4.28***	
住宅の所有の有無	0.012	0.22	
_cons	13.711	100.30***	
AdjR-squared	0.148		

Model 12（第3四分位）	係数	z	P>|z|
等価可処分所得対数	0.237	3.66***	
等価純貯蓄残高対数	0.104	5.61***	
高齢者数	−0.097	−2.14**	
高齢者以外の家族数	0.054	1.39	
就業数	−0.037	−0.66	
子の同居の有無	−0.111	−1.44	
住宅の所有の有無	0.122	1.54	
_cons	13.982	71.67***	
AdjR-squared	0.136		

表 9-4　介護サービスを受給している 200 万円未満、250 万円未満、

介護サービスを受けている世帯を対象に等価可処分所得 200 万円未満の分位点回帰

<table>
<tr><th>Model 13</th><th>係数</th><th>z</th><th>P>|z|</th><th>Model 14（第 1 四分位）</th><th>係数</th><th>z</th><th>P>|z|</th></tr>
<tr><td>等価可処分所得対数</td><td>-0.029</td><td>-0.64</td><td></td><td>等価可処分所得対数</td><td>-0.061</td><td>-1.15</td><td></td></tr>
<tr><td>等価純貯蓄残高対数</td><td>0.129</td><td>4.24***</td><td></td><td>等価純貯蓄残高対数</td><td>0.161</td><td>2.85***</td><td></td></tr>
<tr><td>高齢者数</td><td>0.030</td><td>0.34</td><td></td><td>高齢者数</td><td>0.283</td><td>2.44**</td><td></td></tr>
<tr><td>高齢者以外の家族数</td><td>0.183</td><td>3.23***</td><td></td><td>高齢者以外の家族数</td><td>0.332</td><td>3.66***</td><td></td></tr>
<tr><td>就業数</td><td>-0.190</td><td>-2.41**</td><td></td><td>就業数</td><td>-0.270</td><td>-2.38**</td><td></td></tr>
<tr><td>子の同居の有無</td><td>-0.079</td><td>-0.83</td><td></td><td>子の同居の有無</td><td>-0.136</td><td>-0.88</td><td></td></tr>
<tr><td>住宅の所有の有無</td><td>-0.002</td><td>-0.02</td><td></td><td>住宅の所有の有無</td><td>-0.089</td><td>-0.46</td><td></td></tr>
<tr><td>_cons</td><td>14.078</td><td>58.98***</td><td></td><td>_cons</td><td>13.363</td><td>42.76***</td><td></td></tr>
<tr><td>AdjR-squared</td><td>0.167</td><td></td><td></td><td>AdjR-squared</td><td>0.146</td><td></td><td></td></tr>
<tr><td>Ftest</td><td colspan="3">F(7,139) = 5.170***</td><td></td><td></td><td></td><td></td></tr>
<tr><td>標本数</td><td>147</td><td></td><td></td><td></td><td></td><td></td><td></td></tr>
</table>

介護サービスを受けている世帯を対象に等価可処分所得 250 万円未満の分位点回帰

<table>
<tr><th>Model 17</th><th>係数</th><th>z</th><th>P>|z|</th><th>Model 18（第 1 四分位）</th><th>係数</th><th>z</th><th>P>|z|</th></tr>
<tr><td>等価可処分所得対数</td><td>0.025</td><td>0.61</td><td></td><td>等価可処分所得対数</td><td>-0.019</td><td>-0.18</td><td></td></tr>
<tr><td>等価純貯蓄残高対数</td><td>0.111</td><td>4.83***</td><td></td><td>等価純貯蓄残高対数</td><td>0.120</td><td>3.22***</td><td></td></tr>
<tr><td>高齢者数</td><td>0.012</td><td>0.21</td><td></td><td>高齢者数</td><td>0.107</td><td>1.59</td><td></td></tr>
<tr><td>高齢者以外の家族数</td><td>0.097</td><td>2.74***</td><td></td><td>高齢者以外の家族数</td><td>0.101</td><td>2.60**</td><td></td></tr>
<tr><td>就業数</td><td>-0.101</td><td>-1.87*</td><td></td><td>就業数</td><td>-0.083</td><td>-1.40</td><td></td></tr>
<tr><td>子の同居の有無</td><td>-0.139</td><td>-1.93*</td><td></td><td>子の同居の有無</td><td>0.019</td><td>0.22</td><td></td></tr>
<tr><td>住宅の所有の有無</td><td>0.029</td><td>0.30</td><td></td><td>住宅の所有の有無</td><td>-0.104</td><td>-0.66</td><td></td></tr>
<tr><td>_cons</td><td>14.104</td><td>79.62***</td><td></td><td>_cons</td><td>13.800</td><td>42.28***</td><td></td></tr>
<tr><td>AdjR-squared</td><td>0.110</td><td></td><td></td><td>AdjR-squared</td><td>0.079</td><td></td><td></td></tr>
<tr><td>Ftest</td><td colspan="3">F(7,1272) = 5.930***</td><td></td><td></td><td></td><td></td></tr>
<tr><td>標本数</td><td>280</td><td></td><td></td><td></td><td></td><td></td><td></td></tr>
</table>

介護サービスを受けている世帯を対象に等価可処分所得 300 万円未満の分位点回帰

<table>
<tr><th>Model 21</th><th>係数</th><th>z</th><th>P>|z|</th><th>Model 22（第 1 四分位）</th><th>係数</th><th>z</th><th>P>|z|</th></tr>
<tr><td>等価可処分所得対数</td><td>0.047</td><td>1.24</td><td></td><td>等価可処分所得対数</td><td>0.101</td><td>0.98</td><td></td></tr>
<tr><td>等価純貯蓄残高対数</td><td>0.117</td><td>5.75***</td><td></td><td>等価純貯蓄残高対数</td><td>0.113</td><td>3.74***</td><td></td></tr>
<tr><td>高齢者数</td><td>-0.021</td><td>-0.42</td><td></td><td>高齢者数</td><td>0.088</td><td>1.27</td><td></td></tr>
<tr><td>高齢者以外の家族数</td><td>0.078</td><td>2.76***</td><td></td><td>高齢者以外の家族数</td><td>0.076</td><td>2.76***</td><td></td></tr>
<tr><td>就業数</td><td>-0.066</td><td>-1.50</td><td></td><td>就業数</td><td>-0.044</td><td>-1.10</td><td></td></tr>
<tr><td>子の同居の有無</td><td>-0.141</td><td>-2.34**</td><td></td><td>子の同居の有無</td><td>-0.010</td><td>-0.11</td><td></td></tr>
<tr><td>住宅の所有の有無</td><td>0.047</td><td>0.53</td><td></td><td>住宅の所有の有無</td><td>-0.079</td><td>-0.58</td><td></td></tr>
<tr><td>_cons</td><td>14.106</td><td>89.07***</td><td></td><td>_cons</td><td>13.531</td><td>43.92***</td><td></td></tr>
<tr><td>AdjR-squared</td><td>0.127</td><td></td><td></td><td>AdjR-squared</td><td>0.076</td><td></td><td></td></tr>
<tr><td>Ftest</td><td colspan="3">F(7,1272) = 8.200***</td><td></td><td></td><td></td><td></td></tr>
<tr><td>標本数</td><td>368</td><td></td><td></td><td></td><td></td><td></td><td></td></tr>
</table>

備考）＊、＊＊、＊＊＊は 10% 水準、5 % 水準、1 % 水準で有意であることを示している。

300 万円未満の所得の分位点回帰の推定結果

Model 15（第 2 四分位）	係数	z	P>|z|
等価可処分所得対数	-0.013	-0.36	
等価純貯蓄残高対数	0.121	3.68***	
高齢者数	-0.028	-0.31	
高齢者以外の家族数	0.169	3.00***	
就業数	-0.204	-3.36***	
子の同居の有無	-0.177	-1.80*	
住宅の所有の有無	-0.018	-0.18	
_cons	14.249	61.40***	
AdjR-squared	0.130		

Model 16（第 3 四分位）	係数	z	P>|z|
等価可処分所得対数	-0.026	-0.49	
等価純貯蓄残高対数	0.092	2.22**	
高齢者数	0.001	0.01	
高齢者以外の家族数	0.181	2.53**	
就業数	-0.192	-1.95*	
子の同居の有無	-0.232	-1.80*	
住宅の所有の有無	0.114	0.75	
_cons	14.333	47.84***	
AdjR-squared	0.138		

Model 19（第 2 四分位）	係数	z	P>|z|
等価可処分所得対数	0.007	0.09	
等価純貯蓄残高対数	0.089	4.03***	
高齢者数	-0.072	-1.04	
高齢者以外の家族数	0.096	3.93***	
就業数	-0.120	-3.14***	
子の同居の有無	-0.169	-3.11***	
住宅の所有の有無	0.007	0.08	
_cons	14.391	59.06***	
AdjR-squared	0.079		

Model 20（第 3 四分位）	係数	z	P>|z|
等価可処分所得対数	-0.009	-0.14	
等価純貯蓄残高対数	0.087	2.84***	
高齢者数	-0.100	-1.43	
高齢者以外の家族数	0.060	1.30	
就業数	-0.163	-3.38***	
子の同居の有無	-0.222	-2.96***	
住宅の所有の有無	0.040	0.33	
_cons	14.774	61.97***	
AdjR-squared	0.102		

Model 23（第 2 四分位）	係数	z	P>|z|
等価可処分所得対数	0.044	0.64	
等価純貯蓄残高対数	0.100	4.87***	
高齢者数	-0.092	-1.51	
高齢者以外の家族数	0.086	3.44***	
就業数	-0.099	-3.00***	
子の同居の有無	-0.191	-3.17***	
住宅の所有の有無	0.032	0.40	
_cons	14.314	74.05***	
AdjR-squared	0.082		

Model 24（第 3 四分位）	係数	z	P>|z|
等価可処分所得対数	0.026	0.51	
等価純貯蓄残高対数	0.117	4.45***	
高齢者数	-0.068	-1.05	
高齢者以外の家族数	0.060	1.48	
就業数	-0.061	-1.01	
子の同居の有無	-0.259	-3.77***	
住宅の所有の有無	0.015	0.17	
_cons	14.590	67.58***	
AdjR-squared	0.094		

3.3　格差分析の推定結果

前節で行った分位点回帰では、全世帯、高齢者のいる世帯、介護サービスを受給している世帯において、等価可処分所得の係数の大きさに違いがみられた。ただし、この係数の違いが、統計的に支持されるかは、別の分析が必要である。

そこで等価可処分所得などによる消費への影響について、男女間賃金格差の分解に用いられている Blinder-Oaxaca の分解方法を拡張して検証する[116)]。通常の Blinder-Oaxaca 分解は、被説明変数の変化を推定された係数で分解し、説明変数の第 1 項の要素量要因と第 2 項の要素価格要因で解釈する。本章では、下記の（15）式の被説明変数 C（ここでは消費）の変化（$\overline{C_a}-\overline{C_b}$）を推定された係数 γ を用いて分解した。

$$\overline{C_a}-\overline{C_b}=\gamma_a(\overline{Z_a}-\overline{Z_b})+(\gamma_a-\gamma_b)\overline{Z_a} \tag{15}$$

第 1 に、全世帯を対象に高齢者のいる世帯（Model A）と高齢者がいない世帯（Model B）で家計の消費行動に格差があるかを明らかにする。表 9-5 上段に、高齢者の有無による家計の消費行動の格差の結果を示している。

Model A と Model B の分析結果から、世帯内に高齢者がいるかいないかにかかわらず、等価可処分所得と等価純貯蓄残高は、消費に対し正に有意に働いている。所得や貯蓄が多い世帯であるほど消費の弾力性が高いが、高齢者が世帯内にいるかいないかで、消費行動に有意に格差が存在する。すなわち、高齢者のいる世帯の方が、等価可処分所得の弾力性は小さく、等価純貯蓄残高の弾力性は大きい。

第 2 に、高齢者のいる世帯を対象に、介護サービスを受けている世帯（Model C）と受けていない世帯（Model D）の消費行動に格差があるかを検証する。表 9-5 下段に分析結果を示している。Model C と Model D の消費には有意に格差が生じている。介護サービスを受けている世帯ほど有意に消費を減らすことが明らかとなった。なお、介護サービスを受けている世帯が、

116) 周（2008）は Blinder-Oaxaca の分解方法を拡張し、若者の非正規就業率の増加を要素量変化要因と影響力変化要因に分解して分析している。

表 9-5　格差分析の推定結果

全世帯を対象に高齢者のいない世帯（Model A）と高齢者のいる世帯（Model B）の格差分析

Model A	係数	z　P>|z|	Model B	係数	z　P>|z|		係数	z　P>|z|
等価可処分所得対数(10 万対)	0.336	49.76***	等価可処分所得対数(10 万対)	0.252	32.9***	Differential		
等価純貯蓄残高対数(100 対)	0.081	29.12***	等価純貯蓄残高対数(100 対)	0.106	27.29***	Prediction_A	14.537	3516.07***
高齢者数			高齢者数	-0.038	-3.92***	Prediction_B	14.469	2889.89***
高齢者以外の家族数	-0.032	-6.79***	高齢者以外の家族数	0.010	1.74*	Difference　Difference	0.069	10.62***
就業数	-0.019	-3.87***	就業数	-0.013	-1.84*			
子の同居の有無	-0.045	-4.11***	子の同居の有無	-0.050	-4.1***			
住宅の所有の有無	0.056	7.18***	住宅の所有の有無	0.049	2.78***	Decomposition		
_cons	13.509	590.26***	_cons	13.592	463.51***	Endowments	0.060	4.16***
AdjR-squared	0.282		AdjR-squared	0.167		Coefficients	0.102	11.20***
Ftest	F(6,13695) = 899.430***		Ftest	F(7,17049) = 379.410***		Interaction	-0.093	-5.89***
標本数	13702		標本数	10187		標本数	23889	

介護給付を受けていない世帯（Model C）と介護給付を受けている世帯（Model D）の格差分析

Model C	係数	z　P>|z|	Model D	係数	z　P>|z|		係数	z　P>|z|
等価可処分所得対数(10 万対)	0.257	32.14***	等価可処分所得対数(10 万対)	0.192	7.39***	Differential		
等価純貯蓄残高対数(100 対)	0.105	26***	等価純貯蓄残高対数(100 対)	0.117	7.54***	Prediction_C	14.461	2801.84***
高齢者数	-0.041	-4.04***	高齢者数	-0.023	-0.62	Prediction_D	14.565	724.25***
高齢者以外の家族数	0.002	0.43	高齢者以外の家族数	0.083	3.58***	Difference　Difference	-0.104	-4.99***
就業数	-0.010	-1.37	就業数	-0.033	-1.08			
子の同居の有無	-0.041	-3.28***	子の同居の有無	-0.142	-3.06***			
住宅の所有の有無	0.049	2.73***	住宅の所有の有無	0.055	0.80	Decomposition		
_cons	13.582	446.9***	_cons	13.730	122.74***	Endowments	-0.029	-2.50**
AdjR-squared	0.205		AdjR-squared	0.209		Coefficients	-0.087	-4.65***
Ftest	F(7,9476) = 349.780***		Ftest	F(7,695) = 27.560***		Interaction	0.012	1.69*
標本数	9484		標本数	703		標本数	10187	

備考）***、**、*は 1％水準、5％水準、10％水準で有意であることを示している。

受けていない世帯と類似の性質を等価可処分所得、等価純貯蓄残高、家族数などで持つ場合、介護サービスを受けている世帯の消費は抑制されている。

第3に、介護サービスを受けている世帯を対象に、200万円までの所得（200万円以上はModel E、200万円未満はModel F）、250万円までの所得（250万円以上はModel G、250万円未満はModel H）、そして300万円までの所得（300万円以上はModel I、300万円未満はModel J）を境に、低所得でない世帯と低所得の世帯との家計の消費行動に格差があるかどうかを検証する。表9-6に結果を示した。

これらの推定結果の分析から、各レベルの低所得の世帯と低所得でない世帯との家計の消費行動に格差があることが明らかとなった。ただし、200万円と250万円で所得を区切った

表9-6　介護サービスを受けている世帯を対象に

介護給付を受けている世帯を対象に200万円以上の所得階級

Model E	係数	z	P>|z|
等価可処分所得対数（10万対）	0.281	8.22***	
等価純貯蓄残高対数（100対）	0.107	5.19***	
高齢者数	−0.045	−0.93	
高齢者以外の家族数	0.072	2.37**	
就業数	−0.063	−1.68*	
子の同居の有無	−0.112	−1.87*	
住宅の所有の有無	0.058	0.58	
_cons	13.590	93.67***	
AdjR-squared	0.258		
Ftest	F(7,415) = 21.980***		
標本数	423		

介護給付を受けている世帯を対象に250万円以上の所得階級

Model G	係数	z	P>|z|
等価可処分所得対数（10万対）	0.302	8.13***	
等価純貯蓄残高対数（100対）	0.098	4.24***	
高齢者数	−0.001	−0.03	
高齢者以外の家族数	0.101	2.62***	
就業数	−0.105	−2.33**	
子の同居の有無	−0.093	−1.31	
住宅の所有の有無	0.079	0.75	
_cons	13.473	84.60***	
AdjR-squared	0.289		
Ftest	F(7,327) = 20.390***		
標本数	335		

介護給付を受けている世帯を対象に300万円以上の所得階級

Model I	係数	z	P>|z|
等価可処分所得対数（10万対）	0.2710904	6.71***	
等価純貯蓄残高対数（100対）	0.1070872	4.17***	
高齢者数	−0.0356231	−0.55	
高齢者以外の家族数	0.0966023	2.14**	
就業数	−0.0719344	−1.33	
子の同居の有無	−0.0763868	−0.99	
住宅の所有の有無	0.067886	0.61	
_cons	13.55331	75.68***	
AdjR-squared	0.223		
Ftest	F(7,548) = 18.100***		
標本数	267		

備考）***、**、*は1％水準、5％水準、10％水準で

200万円、250万円、300万円である所得とそうでない所得の格差分析の推定結果

（Model E）と200万円未満の所得階級（Model F）の格差分析

Model F	係数	z	P>|z|
等価可処分所得対数（10万対）	0.025	0.61	
等価純貯蓄残高対数（100対）	0.111	4.83***	
高齢者数	0.012	0.21	
高齢者以外の家族数	0.097	2.74***	
就業数	-0.101	-1.87*	
子の同居の有無	-0.139	-1.93*	
住宅の所有の有無	0.029	0.30	
_cons	14.104	79.62***	
AdjR-squared	0.110		
Ftest	F(7,272) = 5.930***		
標本数	280		

	係数	z	P>|z|
Differential			
Prediction_E	14.648	549.91***	
Prediction_F	14.440	492.79***	
Difference Difference	0.208	5.26***	
Decomposition			
Endowments	0.033	0.99	
Coefficients	0.061	1.46	
Interaction	0.115	2.94***	
標本数	703		

（Model G）と250万円未満の所得階級（Model H）の格差分析

Model H	係数	z	P>|z|
等価可処分所得対数（10万対）	0.047	1.24	
等価純貯蓄残高対数（100対）	0.117	5.75***	
高齢者数	-0.021	-0.42	
高齢者以外の家族数	0.078	2.76***	
就業数	-0.066	-1.50	
子の同居の有無	-0.141	-2.34**	
住宅の所有の有無	0.047	0.53	
_cons	14.106	89.07***	
AdjR-squared	0.106		
Ftest	F(7,551) = 10.500***		
標本数	368		

	係数	z	P>|z|
Differential			
Prediction_G	14.663	466.88***	
Prediction_H	14.476	578.72***	
Difference Difference	0.188	4.67***	
Decomposition			
Endowments	0.043	1.68*	
Coefficients	0.109	2.61***	
Interaction	0.035	1.04	
標本数	703		

（Model I）と300万円未満の所得階級（Model J）の格差分析

Model J	係数	z	P>|z|
等価可処分所得対数（10万対）	0.1058353	2.83***	
等価純貯蓄残高対数（100対）	0.1149945	5.91***	
高齢者数	-0.0072469	-0.15	
高齢者以外の家族数	0.0887463	3.29***	
就業数	-0.0580901	-1.5	
子の同居の有無	-0.1697229	-2.92***	
住宅の所有の有無	0.0641025	0.73	
_cons	13.94359	90.34***	
AdjR-squared	0.1366		
Ftest	F(7,428) = 10.840***		
標本数	436		

	係数	z	P>|z|
Differential			
Prediction_I	14.61436	407.79***	
Prediction_J	14.53472	606.63***	
Difference Difference	0.0796413	1.85*	
Decomposition			
Endowments	0.0206374	0.9	
Coefficients	0.0469459	1.06	
Interaction	0.012058	0.38**	
標本数	703		

有意であることを示している。

場合と300万円で所得を区切った場合では、等価可処分所得と等価純貯蓄残高の消費への影響に違いがある。300万円未満では等価可処分所得が消費に有意な結果が得られたが、200万円未満と250万円未満の場合は、等価可処分所得が有意にならないことから、格差の要因を等価可処分所得が担っているといえる。

4. 介護給付と家計の消費行動の評価

本章では、介護サービスの受給と家計の消費行動に着目し、所得と消費との関係が介護の必要の有無によって異なるかどうかを、世帯のグループごとに分析を行った。具体的には全世帯、高齢者のいる世帯、高齢者のいる世帯のうちの介護サービスを受けている世帯について検討した。特に低所得者については、貯蓄を切り崩して消費をしている可能性も考慮し、介護サービスを受けている低所得世帯についても推定を行った。

まず、世帯グループのデータの傾向を四分位法と散布図を用いて詳細に調べた結果、等価可処分所得と等価純貯蓄残高は相関の程度は異なるものの全グループで正の相関が認められた。等価消費と等価可処分所得は、全世帯、高齢者のいる世帯そして介護サービスを受けている世帯では正の相関が見られるが、介護サービスを受けている低所得世帯では相関が緩和される結果となった。

次に、実証分析を行い、家計の消費行動が統計的に有意に異なるかどうかを検証した。その結果、すべてのグループで等価可処分所得と等価純貯蓄残高は消費を促す働きを持つことが明らかとなった。その程度を等価可処分所得の弾力性と等価純貯蓄残高の弾力性から評価すると、高齢者が世帯内におり、介護サービスを受けているほど、等価可処分所得の弾力性は低下し、等価純貯蓄残高の弾力性が高まる結果となった。さらに介護サービスを受けている低所得世帯においては、等価可処分所得の影響は受けないが、等価純貯蓄残高に消費が影響を受けていることが示された。

最後に、介護サービスの受給の有無が家計の消費行動に格差を招いているかを分析した。推定結果から、全世帯を対象に世帯内の高齢者の有無が家計の消費行動を増やしており、なかでも介護サービスを受ける世帯は消費行動を抑制させるものの、低所得世帯では貯蓄を切り崩して消費をしていることが示唆された。

したがって、介護サービスを受けている世帯は、介護を必要としない家計と比較して、消費の格差が認められる。介護の必要があっても、家計の経済行動が大きく変わることがないことが、介護サービスとして望ましい。しかし、特に介護サービスを受ける低所得世帯にとって、介護の必要は消費行動を大きく変更せざるを得ない状況になっているといえる。

おわりに

本書では今後の社会保障制度の在り方について検討すべく、現行の制度を供給側と需要側の二つの視点から評価を行った。供給側については、事務事業と給付事業を分けたうえで、効率的な事業の運営について評価を行った。一方で、供給側の効率化には、需要側の公平性を妨げるリスクも併せもっている。需要側の公平性にも焦点をあて、これら事業の効率化を図ったとき、需要側の行動を妨げるようなことがないかどうかについても、検討し分析を行った。その結果明らかにした全体の概要を、図で示す。

第I部では、事務事業の効率性に関する分析を行った。事務事業の運営に

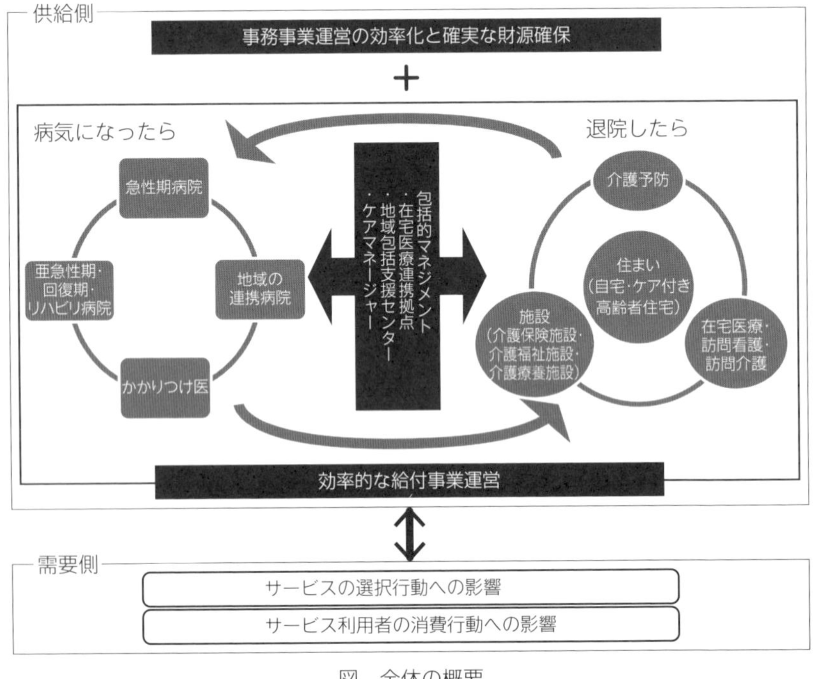

図　全体の概要

着目し、適正な行政区域はどういうものであるのか、また確実な財源を確保するにはどのような財政調整が適切なのか、といった視点から効率的な運営について論じた。第1章では医療保険事業について、第2章では介護保険事業を取り上げ、それぞれの保険事業の行政区域の在り方について、国民健康保険事業報告と介護保険事業報告の財政データを用いて分析を行った。

まず第1章では、医療保険のなかでも、とくに財政状況が悪く、厳しい運営を強いられている国民健康保険制度に注目した。近年、保険者が主として運営する国民保健事業では、費用の抑制を目指して、規模の経済性を考慮した都道府県の単位化が重要な論点となっている。本書では、この単位化について、国民健康保険事業の被保険者数に関する規模の経済性について、一般会計の繰入金をコントロールしたうえで実証分析を行った。その結果、1）国民健康保険財政の事務事業費が被保険者数に関する規模の経済性をもち、2）職員費や入院受診率は、事務事業費を増加させる要因となるものの、保険者単位の規模拡大により被保険者数を増やすことで、事務事業費を抑制できることが明らかとなった。

国民健康保険における都道府県単位化による行政区域の問題は、介護保険の分野では広域化政策として論じられている。第2章では、介護保険事業の広域化政策を取り上げ、事務事業費に加えてシェアの大きな給付事業費にも分析のメスをいれた。既存研究の結果で見られるように、本書でも事務事業を一括して分析を行った場合では、広域化によって事業費が抑制されることが示された。だが、サービス別に事務事業の広域化を検証したところ、サービスによって異なる結果が得られた。居宅サービスと地域密着型サービスでは効率化が図れることが示されたが、施設サービスでは広域化による費用の抑制は難しいことが明らかとなった。さらに、給付事業については、すべてのサービスにおいて、広域化による効率化が期待できないことがわかった。

介護事業費の抑制には、事業費の多くをしめる給付事業費の効率化が不可欠であるが、広域化による給付事業費の抑制は期待できないことから、給付事業費そのものを効率化する視点が必要だといえる。これは、給付事業費は行政区域だけでなく要介護度の改善や介護サービスの利用割合にも依存することが要因として挙げられる。また人口密度の高い地域と低い地域では自ずと選択可能なサービスが決まってくる。このような現実的な問題は財務データだけでは十分考慮できないため、給付事業については新たな視点での検討が必要であることが示唆された。したがって、広域化による効率化が期待できる事務事業費に対しては、今後の行政区域の在り方を含めて、効率的な介護サービス提供に向けて介護供給の集約化やその体制実現に向けた都市への転換など事業体制の変革が急務となるだろう。第１章と第２章では高まる社会保障費について、効率的な事業運営を行うことで歳出の抑制を検討してきた。だが安定的な社会保障制度を実現させるには、歳出抑制に加え確実な財源の確保も重要である。

つぎに、歳入面に着目し、確実に財源を得るには、どのような政策を行うのが効果的であるかを検証した。第３章では、国民健康保険の保険料収納率を取り上げた。国民健康保険の保険料収納率の低さは社会問題にもなっている。行政も保険料を確実に徴収するのに、さまざまな政策をとっており、その一つに財政調整による保険料収納率の向上がある。さらに、この財政調整が有効に機能しているかを検証した。財政調整には、普通調整交付金、保険基盤安定繰入金そして特別調整交付金がある。これら財政調整と保険料収納率の関係を分析した結果、普通調整交付金のようにペナルティを科すのではなく、保険基盤安定繰入金のように補助を与えるのではなく、特別調整交付金のような形で保険者にインセンティブを与えることが収納率の向上につながることが示された。

なお、特別調整交付金は都道府県支出金であり、保険者の収納率の向上には、都道府県単位の取り組みが不可欠である。現実的に国民健康保険制度は都道府県単位の広域化が検討されており、収納業務についても共同実施の取り組みが図られている。これらのような収納業務における広域的な取り組みを進めることが、国民健康保険財政の持続可能性の向上にとって重要だといえる。したがって、事業運営を行う上で、財政調整は財源の確保という点から、一定の効果がみられるものの、その内容によって効果が異なることが示された。また都道府県単位化や広域化などの行政区域の政策では、事務事業の一部のサービスでは有効であることが明らかとなったが、給付事業については効果が認められないことがわかった。

第Ⅱ部では、給付事業の効率性に関する分析を実施した。給付事業に着目し、医療給付事業と介護給付事業の給付事業の提供体制の在り方について論じた。第4章では、地域の医療機関としての重要な役割を果たしている自治体病院をとりあげ、1つ目に医療機関内における機能分化について、病床規模と患者の重篤度、入院・外来といったサービスの提供から検討を行った。2つ目として、周辺の医療機関や在宅サービスとの地域連携が与える効果を実証的に検証した。

具体的には一般病床をもつ採算地区の自治体病院に焦点をあて、自治体病院経営の効率値を包絡線分析で推定後、トービットモデルで要因分析を行った。その結果、大規模病院では二次医療圏全体の医療資源の適正化と慢性疾患患者を対象とした医療提供が効率的となり、中小規模病院では病床コントロールと高度医療に特化した医療提供が効率的となった。したがって、病床規模に応じて医療施設の専門性を明らかにし、それに則した医療提供体制を図ることで有効な医療資源の活用につながることが示された。

第5章では介護給付事業に着目し、居宅サービス、地域密着型サービスそして施設サービスの各サービス間の関係を代替と補完の関係について論じた。なかでも、地域密着型サービスに焦点をあて、居宅サービス受給率と施設サービス受給率を介して、給付費用の抑制に与える効果を検証した。具体的には、地域密着型サービスの受給率が居宅サービス受給率と施設サービス受給率に影響を与え、1人あたり施設費用を介して介護総費用を抑制する効果を操作変数法で分析した。

その結果、施設サービスの代替として、地域密着型サービスを一時的に利用することで断続的な在宅介護が可能となり、施設サービス費を抑制することが明らかとなった。また、居宅サービス受給者数についても、24時間地域密着型サービスを利用することで、継続して居宅での介護が可能となり、施設サービス費用を抑制することがわかった。

最近では、在宅医療が強く推進されており、行政は、予防、医療そして介護の一連のサービスに対し、連携を強化したサービス提供体制を構築しようとしている。本書では、そのような行政の動きにも着目し、第6章では保健と医療、第7章では医療と介護といった分野をまたがる形でサービス提供の有効性を考察した。第6章については、保健行政が行う予防活動が医療費の抑制に与えるを効果を明らかにした。国民医療費の内訳をみると、その3割近くを75歳以上の後期高齢者の医療費で占められている。後期高齢者の医療費が高くなる要因には、糖尿病などの生活習慣病の急増と高い1人当たり入院・外来受診率が挙げられる。そこで本書では、後期高齢者医療の特徴を考慮して、発症予防と重症化予防の効果をもつ保健行政の予防活動が、生活習慣病などの医療費の抑制に寄与しているのかどうかをパネル分析と三段階最小二乗法を用いて分析を行った。

推定結果から、保健師、保健事業費、保健補導員などの保健事業活動が医療費に与える影響が異なること、急性期疾患よりも慢性期疾患のほうが、より医療費の抑制の効果が強くかつ多様であることがわかった。したがって医療費の多くを占める生活習慣病のコスト抑制に保健行政活動が一定の効果があることが示された。

一方、第7章では、特別養護老人ホームの施設待機者の問題に着目し、介護サービス間の機能分化に加え、医療と介護の機能分化という視点から介護費用の抑制について検証を行った。最初に、現行制度を前提に介護総費用及び保険料の長期推計を行い、つぎに特別養護老人ホームに着目し、入所待機者の需要をすべて満たした場合や一定の者に限定した場合などを想定し、介護総費用を推計する。最後に、医療施設から介護施設への異動に伴う医療費用の軽減や施設入所による介護者の経済的な機会費用についても推計し、介護総費用の抑制方法を検討した。その結果、介護サービス間の機能分化、また医療と介護サービスの分化によって費用抑制効果があることが示された。

第Ⅰ部と第Ⅱ部では、事務事業と給付事業それぞれから供給側に着目し、経済学で論じられている効率性という視点から検討してきた。だが、供給側の効率化は財政的な面からは有効であるかもしれないが、一方で需要側の公平性を妨げるリスクを併せもっている。

第Ⅲ部では、社会保障給付の公平性について分析を行った。需要側の公平性の問題を取り上げ、事業の効率化をはかることで需要側の行動を妨げるようなことがないかどうかについて、第8章では医療事業について、第9章では介護事業について検証を行った。

近年、医師不足が深刻化するなかで、医療資源の効率的なサービス提供体制の方法の一手段として、医療機関の合併、統合そして集約化が行われている。第8章では、医療資源の集約化を取り上げ、診療科の機能分化を実施した場合に患者の施設選択行動に与える効果について実証分析を行った。具体的には、産婦人科集約化を実施した医療機関に居住する妊婦を対象にアンケートを行い、地理的空間的要因、施設要因、社会経済的要因から、集約化に伴う地理的制約が妊婦の医療機関への選択に与える影響について推定を行った。

その結果、施設選択行動には施設要因や地理空間的要因が有意に働いているが、その限界効用をみると施設要因が強く影響を与えている結果が得られた。また地理的空間的要因を通院距離、通院手段、通院時間、地域性などから分析したところ通院距離ではなく地域性や通院時間が影響を与えていることが示された。以上のことから、妊婦の施設選択行動には地理的空間的要因だけでなく施設要因が強く影響しており、地理的空間的要因についても通院時間の短縮を図ることで妊婦の選択行動を歪めず集約化対策を行うことが可能であることが明らかとなった。

第9章では、介護保険制度の効果が家計の消費行動に与える影響を見るために、家族構成別また所得階層別に、家計の消費と貯蓄から多面的に介護給付の効果を考察している。本来ならば、介護の必要があっても、家計の状態に大きな影響を与えないことが介護サービスに求められる。だが高齢者のいる世帯は、他の世帯とは異なる消費行動をとる可能性があり、特に介護の必要は、家計の消費行動を変えるだろう。

本書では家計のマイクロデータを用い、世帯属性をコントロールしたうえで、可処分所得と純貯蓄残高が家計の消費にもたらす影響を検討した。つぎに、世帯内の高齢者の有無による家計の消費行動の格差を検討したうえで、介護の有無が家計の消費行動の格差に及ぼす効果を実証的に分析した。推定結果から、世帯内に高齢者がいる家計ほど消費の抑制が働いているが、介護サービスを受けている家計は消費が増える結果が示された。ただし介護サービスを受ける低所得の家計は貯蓄を切崩して消費している。したがって介護の必要によって家計の消費行動は変化しており、介護サービスでもカバーできない消費の格差の存在が指摘できた。さらに全世帯を対象に世帯内の高齢者の有無が家計の消費行動を増やしており、なかでも介護サービスを受ける世帯は消費行動を抑制させるものの、低所得世帯では貯蓄を切り崩して消費をしていることが示唆された。したがって、介護サービスを受けている世帯は、介護を必要としない家計と比較して、消費の格差が認められる。介護の必要があっても、家計の経済行動が大きく変わることがないことが、介護サービスとして望ましい。しかし、介護サービスを受ける低所得世帯にとって、介護の必要は消費行動を大きく変更せざるを得ない状況になっているといえる。

以上の結果をまとめると、事務事業については、規模の経済による歳出抑制と財政調整による歳入の増加が可能であるが、給付事業については規模の経済が効かないことが示された。だが、この給付事業については、資源の機能分化や周辺領域の連携強化によって歳出の抑制が図れることが明らかとなった。それは医療と介護のそれぞれの領域内の機能分化に加え、周辺領域との連携を図ることで費用が抑制し、効率的な給付の提供が実現する結果が得られた。さらに、本書では、事業体制の効率化に伴い事務事業そして給付事業ともに提供体制が変わるなかで、それら提供体制の変化が患者や利用者の需要行動を妨げるかどうかも併せて検証を行った。施設選択行動では大きな影響は認められないものの、消費行動については、低所得世帯など一部の世帯に行動変容は認められた。したがって、事務事業と給付事業を分けて効率化は公平性の観点から見た場合に低所得世帯など一部の世帯への対処が必要であることが明らかとなった。

本書では、今後の社会保障制度の在り方について検討すべく、現行の制度を供給側と需要側の二つの視点から評価を行ってきたが、供給側については、事務事業と給付事業を分けたうえで、事業運営の検討が社会保障費用の抑制に有効であることが示された。また、これら事業の効率化は、需要側の公平性を妨げるという問題が潜在している。この点については、施設選択行動や消費行動といった需要側の動きから検証したところ、必ずしもすべての需要者が効率化によって日常生活が妨げられるとは限らない結果が得られた。

本書は大阪大学大学院国際公共政策研究科に提出した学位論文、「社会保障における財源と給付の経済学」(2014 年 7 月、大阪大学大学院国際公共政策研究科学位取得)に加筆、修正したものである。学位論文を審査してくださった大阪大学大学院国際公共政策研究科の赤井伸郎教授、同研究科の山内直人教授、同大学大学院経済学研究科の西村幸浩准教授に心より御礼を申し上げたい。

本書の各章は、筆者が単独もしくは共同執筆者として「医療経済研究」、「会計検査研究」、「季刊社会保障研究」、「経済分析」、「生活経済学研究」、「地方財政」に掲載された論文と、新たに執筆した論文で構成されている。

本書の刊行にあたり、多くの方々のご指導をいただいた。大阪大学大学院国際公共政策研究科の赤井伸郎教授、大阪大学大学院医学系研究科の磯博康教授、関西学院大学経済学部の上村敏之教授、元大阪大学大学院法学研究科の植松利夫教授、岐阜大学医学部産科婦人科学の森重健一郎教授、高知工科大学制度設計工学研究センターの西條辰義教授、高知工科大学マネジメント学部の伴金美教授、神戸大学経済研究所の濱俊毅准教授には、共同研究者として多くのお時間をさいていただいた。筆者が研究者としての道を切り開いていくにあたって、学問の奥の深さをご教示いただき、先生方から頂戴した御恩は計り知れない。心からの深い謝意を記したい。

また、本書の原論文は、医療経済学会、日本財政学会、日本地方財政学会、生活経済学会、その他各種研究会にて報告した内容である。研究会や学会において討論者を引き受けてくださった先生方、座長およびフロアーの先生方には、数々の有益なコメントや助言を頂いた。学術雑誌掲載の過程では匿名の査読者の先生方からも、大変建設的な意見を頂いた。

そのほかにも多くの方々に支えられ、感謝の言葉を言い尽くすことができない。大学院時代を通して、筆者を研究者として育ててくださった大勢の先生方にこの場を借りて深く御礼を申し上げる。

最後に、本書の刊行にあたり、独立行政法人日本学術振興会平成26年度科学研究費助成事業（科学研究費補助金）（研究成果公開促進費）の交付を受けた。交付の実現、また出版にご尽力いただいた関係者皆様に、厚く御礼を申し上げる。

2015年1月

足立泰美

参考文献

Aoki, K., Bhattacharya, Yoshikawa, A., and Nakahara, T. (1996) "Technical efficiency of hospitals", *Health Economics of Japan*, pp. 145-165, Tokyo, Tokyo University Press.

Anzai Y., Kuriyama S., Nishino Y., Takahashi K., Ohkubo T., Ohmori K., *et al.* (2005) "Impact of alcohol consumption upon medical care utilization and costs in men: 4-year observation of National Health Insurance beneficiaries in Japan.", *Addiction*, **100**, 1, pp. 19-27.

Arocena, P., Garcia-Prado, A. (2007) "Accounting for quality in the measurementof hospital performance: evidence from Costa Rica", *Health Economics* **16**, 7, pp. 667-685.

David R. Rappange, Werner B. F. Brouwer, Frans F. H. Rutten, Pieter H. M. van Baal (2010) "Lifestyle intervention: from cost savings to value for money", *Journal of Public Health*, **32**, 3, pp. 440-447.

Fukuda Y., Nakamura K., Takano T. (2005a) "Accumulation of health risk behaviours is associated with lower socioeconomic status and women's urban residence: a multilevel analysis in Japan.", *BMC Public Health*, **5**, 1, 53.

Fukuda Y., Nakamura K., Takano T. (2005b) "Socioeconomic pattern of smoking in Japan: income inequality and gender and age differences", *Anniversary Epidemiology*, **15**, 5, pp. 365-372.

Fukui and Iwamoto (2006) "Policy Options for Financing the Future Health and Long-Term Care Costs in Japan", *NBER Working Paper*, No. 12427.

Fukui T. and Iwamoto Y. (2006) "Policy Options for Financing the Future Health and Long-Term Care Costs in Japan", forthcoming in Takatoshi Ito and Andrew Rose eds, *Fiscal Policy and Management in East Asia, Chicago: University of Chicago Press.*

Hanink, D. M., (1995) "The economic geography in environmental issues: a patial-analytic approach. Progress in Human Geography", 19, pp. 372-387.

Hirota H. and Yunoue H. (2008) "Does Broader-Based Local Government affect Expenditure on Public Long-Term Care Insurance? The Case of Japan", *Economic Bulletin*, **18**, 11, pp. 1-20.

Hirota H. and Yunoue H. (2008) "Does Broader-Based Local Government affect Expenditure on Public Long-Term Care Insurance? The Case of Japan", *Economic Bulletin*, **18**, 11, pp. 1-20.

Hirota H. and Yunoue H. (2008) "Does Broader-Based Local Government affect Expenditure on Public Long-Term Care Insurance? The Case of Japan", *Economic*

Bulletin, **18**, 11, pp. 1-20.

Hollingsworth B. (2003) “Non-paramaetric and application measuring efficiency in health care”, *Health care management science*, **6**, pp. 203-218.

Kenkel D. S. (2000) “Prevention, in A. J. Culyer and J. P. Newhouse end.”, Handbook of Health Economics, Elsevier Science, **1**, 3, pp. 1675-1720.

Koenker R., Bassett G. (1978) “Regression quantiles,” *Econometrica*, 46, pp. 33-50.

Kuriyama S., Shimazu T., Ohmori K., Kikuchi N., Nakaya N., Nishino Y., *et al.* (2006) “Green tea consumption and mortality due to cardiovascular disease, cancer, and all causes in Japan: the Ohsaki study” *JAMA*, **296**, pp. 1255-1265.

Siciliani L., Stanciole A., Jacobs R. (2009) “Do waiting times reduces hospitalcosts?,” *Journal of Health Economics* **28**, pp. 771-780.

Willard G. M., Naihua D., and William H. R. (1987) “Monte Carlo Evidence on the Choice between Sample selection and Two-Part Models” *Journal of Econometrics,* **35**, 1, pp. 59-82.

McFadden D. (1974) “Conditional Logit Analysis of Qualitative Variables in Econometrics. Zarembka P. (ed.),” *Frontiers in Econometrics, New York, Academic Press*, pp. 105-142.

Register C. A., and Bruning E. R. (1987) Profit incentives and technical efficiency in the production of hospital care, *Southern Economic Journal*, **53**, 4, pp. 899-914.

Simoens S. (2011) “Public health and prevention in Europe: is it cost-effective?”, *Journal of Pharmaceutical Health Services Research*, **2**, 3, pp. 151-155.

Takao S., Kawakami N., Ohtsu T. (2003) “Occupational class and physical activity among Japanese employees” *Social Science & Medicine*, **57**, 12, pp. 2281-2289.

World Health Organization, Geneva (2008) “Commission on Social Determinants of Health. Closing the Gap in a Generation: Health Equity through Action on the Social Determinants of Health”.

青木研・漆博雄（1994）「Data Envelopment Analysis と公私病院の技術的非効率性」，上智経済論集，**3**，pp. 56-73.

赤井伸郎・竹本亨（2008）「第 7 章　効率的行政区域と事務配分のあり方に関する実証分析─行政区域再編コスト削減効果の検証─」貝塚啓明・財務総合政策研究所（編）『分権化時代の地方財政』中央経済社，pp. 231-272.

阿部彩（2001）「国民年金の保険料免除制度改正：未加入、未納率と逆進性への影響」『日本経済研究』43，pp. 134-154.

井伊雅子・大日康史（2002）「第 9 章　予防行動の分析」『医療サービス需要の経済分析』日本経済新聞社，pp. 173-194.

井伊雅子・別所俊一郎（2006）「医療の基礎的実証分析と政策：サーベイ」，フィナンシャル・レビュー，**80**，pp. 117-156.

泉田信行（2003）「国保制度における保険者の規模」『医療制度改革と保険者機能』東洋経済新報社，pp. 121–136.

泉田信行（2004）「患者の受診パターンの変化に関する分析」，医療と社会，**14**，3，pp. 1–20.

伊藤由紀子・川渕孝一（2010）「生活習慣病予防事業に医療費に及ぼす効果—トヨタ自動車健康保険組合データを用いた検証」，東京学芸大学紀要，**61**，pp. 155–171.

稲田扇・西村周三・清野裕・津田謹輔「2 型糖尿病における外来医療費の研究：医療改革が糖尿病科に与える影響」，「糖尿病」**48**，9，pp. 677–684.

岩本康志（2000）「健康と所得」国立社会保障・人口問題研究所編『家族・世帯の変容と生活保障機能』第 6 章，東京大学出版会，pp. 95–117.

岩本康志（2001）「要介護者の発生にともなう家族の就業形態の変化」『季刊社会保障研究，**36**，3，pp. 321–337.

岩本康志・福井唯嗣（2007）「医療・介護保険への積立方式の導入」，フィナンシャル・レビュー，**87**，9，pp. 44–73.

上村敏之・鷲見英司（2003）「合併協議会の設置状況と地方交付税」，会計検査研究，**28**，pp. 85–99.

大石亜希子（2000）「高齢者の就業決定における健康要因の影響」，日本労働研究雑誌，**481**，pp. 51–62.

大阪府「周産期緊急医療体制整備事業費」

大竹文雄（2005）『日本の不平等』日本経済新聞社

大竹文雄・斎藤誠（1996）「人口高齢化と消費不平等」，日本経済研究，**33**，pp. 11–37.

大竹文雄・斎藤誠（1999）「所得格差化の背景とその政策的含意—年齢階層内効果，年齢階層間効果，人口高齢化効果」，季刊社会保障研究，**35**，1，pp. 65–75.

大日康史（2000）「介護保険の市場分析」，季刊社会保障研究，**36**，3，pp. 338–352.

小川和夫・北坂真一（1998）『資産市場と景気変動』日本経済新聞社.

小椋正立・千葉友太郎（1991）「公平性から見た我が国の社会保険料負担について」，フィナンシャル・レビュー，**19**，pp. 27–53.

小椋正立・鈴木玲子（1998）「日本の老人医療費の分配上の諸問題について」，日本経済研究，**36**，pp. 154–183.

小塩隆士（2000）「1990 年代における所得格差の動向」，季刊社会保障研究，**40**，3，pp. 277–285.

小塩隆士・田近栄治・府川哲夫（2006）『日本の所得分配：格差拡大と政策の役割』東京大学出版会.

河口洋行（2008）『医療の効率性測定—その手法と問題点』，勁草書房.

河野敏鑑（2005）「保健事業と医療支出の関係に関する分析」，医療経済研究，**16**，pp. 37–46.

河野敏鑑・齊藤有希子（2010）「健康保険組合データからみる職場・職域における環境要因と健康状態」，富士通総研経済研究所，研究レポート，361，1，pp. 1–11.

菊池　潤（2008）「施設系サービスと介護保険制度の持続可能性」，季刊社会保障研究，43，4，pp. 365–379.

菊池潤・田近栄治・油井雄二（2005）「第 7 章　介護保険の現状と持続可能性」田近栄治・佐藤主光編『医療と介護の世代間格差』，東洋経済新報社.

岸田研作（2002）「国民健康保険の事務費と規模の経済：近畿 7 府県の国保のパネルデータを用いた分析」，日本経済研究，45，pp. 246–261.

北澤健文・坂巻弘之（2007）「政府管掌健康保険データを用いた生活習慣病リスクの曝露と 10 年後の医療費発生状況との関係に関する研究」，医療と社会，17，2，pp. 181–193.

熊谷成将（2007）「公立病院に対する繰入金と医療サービスの水平的公平性」，医療経済研究，19，1，pp. 37–51.

熊谷成将・泉田信行（2007）「患者の自己負担率引き上げの時系列的評価」，医療と社会，17，1，pp. 125–140.

栗山進一（2008）「大崎国保コホート—高齢者と医療費」，日本老年医学会雑誌，45，2，pp. 172–174.

厚生労働省（2000）「社会保障の給付と負担の見通し」

厚生労働省「地域医療再生基金の概要」

厚生労働省「平成 20 年度　医療施設（静態・動態）調査・病院報告の概況」

小林良彰・名取良太（2004）『地方分権と高齢者福祉—地方自治の展開過程』慶応義塾大学出版会.

駒村康平（2001）「社会保険料未納の実証分析」丸尾直美・益村眞知子・吉田雅彦・飯島大那『ポスト福祉国家の総合政策』ミネルヴァ書房.

駒村康平・山田篤裕（2007）「年金制度への強制加入の根拠—国民年金の未納・非加入に関する実証分析」，会計検査研究，35，pp. 31–49.

佐藤清和（2007）「自治体病院の採算性評価式—LIM による社会的コストの推定—」，金沢大学経済論集，43，pp. 63–95.

澤野孝一朗（2005）「医療サービスと予防行動の実証分析—外来受診・健康診断・労働安全衛生法—」，オイコノミカ，42，1，pp. 15–31.

澤野孝一朗（2009）「組合健保と医療保険制度改革について」，オイコノミカ，46，2，pp. 1–17.

澤野孝一朗・大竹文雄（2004）「医療サービスと予防行動に関する研究サーベイ—予防政策評価のための一試論—」，医療経済研究，15，pp. 37–49.

四方理人・村上雅俊・駒村康平・稲垣誠一（2010）「国民年金保険料の未納・免除・猶予・追納の意思決定についての分析」，RCSS ディスカッションペーパーシリーズ，105，pp. 1-18.
滋賀県（2010）「滋賀県国民健康保険広域化等支援方針」
清水谷諭・野口晴子（2004）「第7章　介護・保育サービス市場の経済分析ミクロデータによる実態解明と政策提言」，東洋経済新報社.
清水谷諭・野口晴子（2004）「在宅介護サービス需要の価格・所得弾力性：仮想市場（CVM）及び実際の介護需要による推定」ESRI Discussion Paper Series，85，pp. 1-19.
週刊社会保障編集局（2012a）「医療費共同負担の拡大で財政安定化はできるか：国保の都道府県単位化に向けた動き（上）」，週刊社会保障，2669，pp. 28-33.
週刊社会保障編集局（2012b）「広域化には県と市町村の役割・責任の明確化を：国保の都道府県単位化に向けた動き（下）」，週刊社会保障，2670，pp. 28-33.
周燕飛（2008）「若年就業者の非正規化とその背景：1994-2003年」，日本経済研究，59，pp. 83-103.
濇俊毅・青木恵子・赤井研樹・福井温・橋本洋之・斧城健大・中島孝子・木村正・森重健一郎・西條辰義（2010）「大阪府泉南地域における選択型実験法を用いた妊婦の分娩施選択に影響する要因分析」，医療と社会，20，2，pp. 185-197.
鈴木亘（2001）「国民健康保険補助金制度の目的整合性とインセンティブに関する実証分析」，生活経済学研究，16，pp. 91-103.
鈴木亘（2004）「レセプトデータを用いたわが国の医療需要の分析と医療制度改革の効果に関する再評価」日本総研ワーキングペーパー No. 97，日医総研.
鈴木亘（2007）「老人医療費における集中と持続性及び終末期医療—現状の把握と削減可能性に関する基礎的知見」2007年医療経済学発表論文.
鈴木亘（2011）「慢性疾患と自己負担率引上げ—糖尿病・高血圧性疾患レセプトによる自己負担率引上げの動態的効果の検証」，学習院大學　経済論集，48，pp. 169-191.
鈴木亘・周燕飛（2001）「国民年金未加入者の経済分析」，日本経済研究，42，pp. 44-60.
高取拓史（2004）「中規模一般病院における医療設備の充実と外来患者数との関連」，病院管理，41，4，pp. 233-243.
高橋和子（2008）「生活習慣病予防における健康行動とソーシャルサポートの関連」，公衆衛生雑誌，55，8，pp. 491-502.
竹澤康子・松浦克己（1998）「我が国家計の消費関数の実証分析」，国民経済雑誌，11，pp. 79-97.
武田俊平（1998）「基本健康診査受診者における生活習慣」，公衆衛生雑誌，45，5，pp. 457-462.
竹森幸一（1996）「家計調査成績に見られるわが国の食物選択とくに塩味食品選択の

年次牛いと地域的特徴」，厚生の指標，43，4，pp. 32–37.
田近栄治・菊池潤（2003）「介護保険財政の展開―居宅介護給付増大の要因―」，季刊社会保障研究，39，2，pp. 174–188.
田近栄治・菊池潤（2004）「介護保険の総費用と生年別給付・負担比率の推計」，ファイナンシャル・レビュー，74，pp. 147–163.
田近栄治・油井雄二（2001）「介護保険導入一年で何が起きたか―北海道東部 3 市町村のケース―」健康保険組合連合会，健康保険，10，11，pp. 40–47.
田近栄治・油井雄二（2003）「沖縄からみた介護保険の課題」健康保険組合連合会，健康保険，9，pp. 52–61.
田中敏（2005）「国民健康保険制度の現状と課題」，国立国会図書館：調査と情報，488，pp. 1–11.
谷川琢海，大場久照，小笠原克彦，桜井恒太郎（2009）「一対比較法を用いた保護者の小児救急医療機関の選好度の分析」，日本医療・病院管理学会誌，46，4，pp. 231–239.
塚原康博（2004）「外来患者による大病院選択の規定要因「国民生活基礎調査」の個表データを用いた実証分析」，医療経済研究，14，pp. 5–16.
塚原康博（2006）「外来患者の病院志向とその関連要因　医師の個票データを用いた実証分析」，季刊社会保障研究，42，3，pp. 288–295.
徳永誠（2007）「外来と入院で病院への満足度に最も影響する項目は何か、変数選択重回帰分析による検討」，日本医療マネジメント学会雑誌，8，pp. 365–368.
冨岡俊也（2008）「大規模急性期病院の効率的運営に関する医療経済的検討」，日本医療・病院管理学会誌，45，2，pp. 55–62.
中島孝子（1998）「不確実な状況における患者の病院選択行動の経済分析」，医療と社会，8，3，pp. 39–51.
中山徳良（2004）「自治体病院の技術効率性と補助金」，医療と社会，14，3，pp. 69–79.
中山徳良（2009）「愛知県内の公立病院の効率性と生産性」，国際地域経済研究，10，pp. 103–112.
西川雅史（2002）「市町村合併による支出削減と市町村構成の変化」，会計検査研究，39，pp. 37–56.
日台英雄（2001）「第 8 章　報告：患者自己負担増をどう考えるか」瀬岡吉彦・宮本守編著『医療サービス市場化の論点』東洋経済新報社，pp. 133–150.
西本真弓・七篠達弘「親との同居と介護が既婚女性の就業に及ぼす影響」，季刊家計経済研究，61，pp. 62–72.
野竿拓哉（2007）「地方公営病院におけるインセンティブ問題―DEA による非効率性の計測及びその要因の計量分析とともに―」，会計検査研究，35，pp. 117–128.
野口晴子（2008）「世帯の経済資源が出産・育児期における女性の心理的健康に与え

る影響について：「消費生活に関するパネル調査」を用いた実証分析」，経済研究，59，3，pp. 209–227.

馬場園明（2005）「受診保障の医療経済学―患者自己負担をめぐって―」，科学，75，5，pp. 592–597.

濱秋純哉・野口晴子（2010）「中高齢者の健康状態と労働参加」，日本労働研究雑誌，601，pp. 5–24.

林正義（2002）「地方自治体の最小効率規模：地方公共サービスの供給における規模の経済と混雑効果」，フィナンシャル・レビュー，61，pp. 59–89.

日高秀樹・辻中克昌・山二義光（2005）「糖尿病一次予防の対象者と医療費軽減の可能性―経年的成績と医療費からの推計―」，糖尿病，48，12，pp. 677–684. 糖尿病，48，12，841–847.

平尾智広（2006）「地方都市近郊住民の外来医療施設選択に関する検討」，地域環境保健福祉研究，1，pp. 30–34.

広田啓朗（2007）「市町村の選択行動と合併要因の検証―平成の大合併を事例として―」，計画行政，30，4，pp. 75–81.

古川雅一・西村周三「肥満に伴う糖尿病や高血圧性疾患の医療費に関する研究」Kyoto University Working Paper, J–57，pp. 1–13.

松田美幸（2009）「公立病院の経営形態とその見直しの動向」，病院，68，3，pp. 205–209.

丸山桂・駒村康平（2005）「国民年金の空洞化問題と年金制度のありかた」，社会保障制度の新たな制度設計，pp. 223–250.

南商堯・郡司篤晃（1994）「医療機関における効率性評価に関する研究―DEA による自治体病院の人的資源の効率性評価を中心に」，病院管理，31，1，pp. 33–39.

宮崎毅（2006a）「市町村合併の歳出削減効果―合併トレンド変数による検出」，財政研究，2，pp. 145–160.

宮崎毅（2006b）「効率的自治体による法定合併協議会の設置―1999 年合併特例法と関連して」，日本経済研究，54，pp. 20–38.

宮崎毅（2010）「地方交付税改革が市町村合併に及ぼす影響―段階補正の見直しと地方交付税の削減」，日本経済研究，63，pp. 79–99.

村中亮夫，寺脇拓（2005）「表明選好尺度に基づいた里山管理の社会経済評価―兵庫県中町奥中「観音の森」周辺住民の支払意思額と労働意思量に着目して―」，人文地理，57，2，pp. 27–46.

元橋一之（2009）「日本の医療サービスの生産性：病院の全要素生産性と DEA 分析」ESRI Discussion Paper Series，No. 210，内閣府経済社会総合研究所.

湯田道生（2006）「国民年金・国民健康保険未加入者の計量分析」，経済研究，57，4，pp. 344–357.

湯田道生（2010）「国民健康保険における被保険者の最小効率規模」，医療経済研究，21，3，pp. 305–325.
吉田あつし・川村顕（2004）「1997年自己改定と歯科サービスの需要及び供給の変化」，医療と社会，13，4，pp. 95–113.
吉村弘（1999）『最適都市規模と市町村合併』東洋経済新報社.
山内康弘（2006）「公的介護保険の事務費と規模の経済―全国保険者のパネルデータによる分析」，日本経済研究，55，pp. 99–110.
山内康弘（2008）「社会保障財政の広域化インセンティブ―全国介護保険者データによる予備的考察―」，国際公共政策研究，12，2，pp. 127–143.
山下耕治（2011）「未合併団体の財政行動に関する実証分析―合併特例法の政策評価」，日本経済研究，65，pp. 43–64.
山田直志・山田哲司（2000）「Differentials in theDemand for Health Check-up」，季刊社会保障研究，36，3，pp. 391–422.

初出一覧

第 1 章　足立泰美・上村敏之（2013）「国民健康保険における事務事業費効率化」，生活経済学研究，38，pp. 1-9.

第 2 章　足立泰美・上村敏之（2013）「行政区域の広域化と介護事業費：事務事業費と給付事業費を区別した実証分析」，地方財政，52，No. 10，pp. 210-223.

第 3 章　足立泰美・上村敏之（2013）「国民健康保険制度における財政調整と保険料収納率」，生活経済学研究，37，pp. 15-26.

第 4 章　足立泰美（2013）「自治体病院経営の効率性：医療機関の機能分化と地域医療連携」，会計検査研究，47，pp. 169-180.

第 5 章　足立泰美・上村敏之（2013）「地域密着型サービスが居宅・施設サービスの介護費用に与える影響」，会計検査研究，47，pp. 139-153.

第 6 章　足立泰美・赤井伸郎・植松利夫（2012）「保健行政における医療費削減効果」，季刊社会保障研究，48，No. 3，pp. 338-352.

第 7 章　足立泰美・赤井伸郎・植松利夫（2013）「施設入所待機者の解消と施設の機能分化が介護費用に及ぼす影響」，経済分析，187，pp. 1-16.

第 8 章　足立泰美・濰俊毅・磯博康・森重健一郎・西條辰義（2012）「産科集約化に伴う妊婦の施設選択行動の分析：地理的空間的要因・施設要因・社会経済的要因の影響」，医療経済研究，24，No. 1，pp. 5-18. 医療経済学会論文賞受賞.

第 9 章　書下ろし

索　引

A－Z

あ　行

か　行

さ　行

た 行

な　行

は　行

ま　行

や　行

ら　行

足立泰美（あだち・よしみ）

甲南大学経済学部准教授
大阪大学大学院国際公共政策研究科博士課程前期課程修了
大阪大学大学院医学系研究科博士課程後期課程修了
医学博士（大阪大学）　国際公共政策博士（大阪大学）

専門分野：財政学

保健・医療・介護における
財源と給付の経済学

2015年2月6日　初版第1刷発行　［検印廃止］

著　者　足立泰美

発行所　大阪大学出版会
代表者　三成　賢次

〒565-0871　大阪府吹田市山田丘2-7
大阪大学ウエストフロント
TEL　06-6877-1614
FAX　06-6877-1617
URL：http://www.osaka-up.or.jp

印刷・製本　尼崎印刷株式会社

Printed in Japan

ISBN 978-4-87259-490-4　C3036